最新 心臓病
防ぐ食事・治す食事

心臓血管研究所附属病院　栄養部　著

株式会社 新興医学出版社

献立作成	管理栄養士	住田佳寿子
料理制作	管理栄養士	足立美恵子
	管理栄養士	南向光代
	管理栄養士	横山真理
	管理栄養士	森直美
	管理栄養士	山荘理恵
	栄養士	長谷部貴子
	調理師	大嶋真智子
料理撮影	写真技師	塔野岡哲也
食器提供	岩間陶器店（築地）	
	株式会社ノリタケカンパニーリミテド（赤坂）	

序　文

　医学各分野における最近の進歩には目ざましいものがある。循環器領域においても狭心症、心筋梗塞、心不全などの治療に対し新たな医療技術や薬を導入することにより大きな成果を上げている。この間にあって、循環器疾患の一次予防、治療、および再発を防ぐ二次予防行う上で、食事療法が果たす役割はきわめて大きい。

　心臓血管研究所付属病院は、昭和35年に開設された。住田さんを中心とした栄養管理室は昭和36年以来、今日に至るまで、心・血管疾患、およびこれらの危険因子としての高血圧、高脂血症、糖尿病に対する栄養管理に心血をそそぎ、限られた費用の中で食事箋に記載された諸条件を満たし、かつ見た目に美しく、味も良い食事を提供すべく不断の努力を続けている。お蔭様で入院された患者様からの食事に対する満足度も高く、当院としてもこれを誇りに思っている。

　本書は、住田さんをリーダーとして、当院栄養管理室が長年にわたって実践してきた食事療法の集大成である。記述が平易で読みやすく、病人はもとより、健康な人や医師にも大いに参考になる書物である。

　平成12年4月吉日

心臓血管研究所付属病院
院長　傅　隆泰

まえがき

　当院は狭心症や心筋梗塞などの虚血性心疾患、不整脈、弁膜症、心筋症、心不全、高血圧症など、循環器疾患の専門病院で、昭和35年に設立されました。

　現在、入院患者の多くを占める虚血性心疾患は心臓カテーテル法などによる検査、治療が盛んに行なわれています。虚血性心疾患の主な原因は冠動脈硬化であり、冠動脈硬化の危険因子として肥満、高脂血症、糖尿病、高血圧症などがあげられ、これらの生活習慣病に喫煙、運動不足、ストレスなどが加わって引き起こされることはすでによく知られています。そしてこれらの生活習慣病は毎日の食事のアンバランス、食べすぎ、飲みすぎ、および食習慣と深い関わりがあります。健康は正しい食事と適度な運動、規則的な生活によって守られていることはいうまでもありません。

　栄養部は、患者さんに喜ばれるおいしい治療食づくりをめざしています。心臓病の治療食は食塩の制限が必要ですから、どうしたら制限された食塩でおいしい食事が作れるのかを工夫し、毎食摂取量を調べながら検討しています。入院中の食事によって、血糖やコレステロール、中性脂肪などの検査データが改善されるのをみて、毎日の食事の大切さを感じています。

　では実際の食事はどのようなものでしょうか。ここに当院の一般心臓病・高血圧症食、食塩7ｇのなかから患者さんに人気のある料理を集めて献立集を作成しました。1日にとっていただきたい食品の組み合わせについて述べ、具体的な献立を示します。

　家庭で実施する心臓病の予防と治療のための食事として、また糖尿病、肥満、高脂血症、家族の方にも、生活習慣病の予防を心がけていらっしゃる方々にも参考にしていただけます。

　元気で長生きしたいのはすべての人の願いです。この本が皆様の健康維持に少しでもお役に立つことができれば幸いです。

　2000年4月5日

栄養部　住田佳寿子

目　次

Ⅰ．食事方針 …………………………………………………………1
1．標準体重を維持しましょう ………………………………1
2．主食・主菜・副菜を組み合わせ、
　　バランスのよい食事をとりましょう ……………………2
3．食塩を減らしましょう ……………………………………3
4．動物性脂肪を控え、植物性油を用いましょう …………4
5．砂糖をとりすぎないように気をつけましょう …………5

Ⅱ．毎日、何をどれだけ食べたらよいか ………………………6
1,800 kcal の場合 ………………………………………………6
1,600 kcal の場合 ………………………………………………8
1,400 kcal の場合 ……………………………………………10

Ⅲ．おいしい減塩食 ……………………………………………12
1．塩分のとりすぎを抑えるには …………………………12
2．減塩食をおいしく作るには ……………………………13

Ⅳ．献立の見立と使い方 ………………………………………16
1．献立の栄養量について …………………………………16
2．1日献立と1食献立 ……………………………………16
3．献立の見立 ………………………………………………16
4．砂糖の使い方 ……………………………………………18
5．食塩の使い方 ……………………………………………18

Ⅴ．外食の心得 …………………………………………………20
1．外食のあれこれ …………………………………………21
2．アルコールの飲み方 ……………………………………23
3．間食のとり方 ……………………………………………24

VI. 献立例 …………………………………………………27
 1日の献立 ……………………………………………28
 魚料理の献立 …………………………………………56
 肉料理の献立 …………………………………………72
 卵・豆腐・いも料理の献立 …………………………88
 ごはんものの献立 ……………………………………100

VII. ふとりすぎの人の食事 ……………………………124

VIII. 糖尿病の人の食事 …………………………………127

IX. 高血圧症の人の食事 ………………………………130

X. 高脂血症の人の食事 ………………………………133

XI. 高尿酸血症の人の食事 ……………………………137

XII. 運動療法 ……………………………………………139

Ⅰ．食事方針

　日本人の死因の上位を占める心臓病を予防し、治療する食事で大切なことは ① 太らないようにする。② 毎食バランスのよい食事をとる。③ 食塩を制限する。④ コレステロールや飽和脂肪酸を減らす。⑤ 砂糖類を減らすことなどです。

　さらに、食べ方も問題です。朝食ぬき、早食い、間食や夜食をとる、夕食時間が遅い、食べてすぐ寝るなど、習慣化していませんか。このような食べ方を長く続けていけば行きつくところは生活習慣病です。病室訪問や栄養指導の際によく見られます。痛くもかゆくもないからと、そのままにしないで、改善できることからはじめましょう。

　三度の食事をバランスよく、腹八分目にとることで多くの病気は防げることを再認識してください。

　なお、細かな点については、1人ひとり、年齢も違えば、病気の種類や程度もさまざまですので、医師の指示を受け、食事のとり方については管理栄養士に相談するとよいでしょう。

1．標準体重を維持しましょう

　健康の指標の一つに標準体重が用いられます。標準体重は現在、日本肥満学会の基準が広く用いられています。

　標準体重（kg）＝身長×身長（m）×22 で算出します。22 は BMI（体格指数）のことで最も病気の発生の少ない値です。BMI は体重÷（身長×身長）(m) で表わし、BMI が 25 をこえると高血圧症や高脂血症が増え、27 をこえると糖尿病の発生が増えてくるといわれています。標準体重の±10％、BMI では 18.5～25 の範囲に保つことが病気の予防、治療につながりますから、めやすにしてください（次頁の表参照）。

1. 標準体重を維持しましょう

身長（cm）	標準体重（kg）	±10%（kg）
170	64	57〜70
165	60	54〜66
160	56	51〜62
155	53	48〜58

　また、よく20歳代の体重を維持するとよいといわれています。摂取エネルギーと消費エネルギーが等しければ太りません。細かい数字にこだわることはありませんが、太るほど食べてはいけません。肥満は生活習慣病のはじまりです。学生時代の運動をやめてしまった人、アルコールや甘いものを多くとる人、外食の多い人、ストレスの多い人、朝食をとらない人、夕食時間の遅い人、禁煙した人など、太りやすいのでとくに気をつけてください。

　すでに肥満している人は減量が必要です。急激なダイエットはやめて、1ヵ月に1〜2kg程度にします。体重を減らしただけでコレステロールや中性脂肪、尿酸、血糖などの臨床データや血圧が正常化することは少なくありません。減量するための食事については6ページからの食品の組み合わせ例と124ページの太りすぎの人の食事をごらんください。

2. 主食・主菜・副菜を組み合わせ、バランスのよい食事をとりましょう

　太らないように適正なエネルギーをとることが重要ですが、それ以上にバランスを考えて食べることが大切です。

　バランスは主食と主菜と副菜を組み合わせることによってとることができます。主食は糖質源、主菜の魚、肉、豆腐類、卵などはたんぱく質源です。副菜は野菜などが主で、野菜にはビタミン、ミネラル・食物せんいが豊富に含まれており、動脈硬化の予防、進展防止に大きな役割を果たしています。

　通常、たんぱく質の多い食品は魚1切れ、脂肪の少ない肉60g、豆腐1/3丁、卵1個、牛乳1カップがめやすです。野菜は毎食1皿（100g以上）は必要です。

　しかし、主食と主菜はとれていても、副菜を食べていないケースが多くみ

られるのが問題です。とくに副菜の野菜料理はきらい、調理に手間がかかる、作っても食べない、外食が多いなどの理由により不足している人が多いのです。たとえば朝食はトーストとコーヒー、昼食はラーメン、夕食はアルコールを飲みながら肉や魚のおかずをたっぷり。このような食事内容ではエネルギーは十分でも必要な栄養素をとることができません。

　調理に手間をかけることはありませんから、せめて朝食には卵か納豆を加え、かならず野菜をとるようにしましょう。昼食も好みだけで選ばないでください。もちろん夕食は飲みすぎ、食べすぎをさけることはいうまでもありません。

　また、行き当りばったりの食事は食べすぎや必要なものがとれない原因になります。これを防ぐには計画的に献立をたてるとよいのです。食事パターンの例を示しますので参考にしてください。

（朝食）	（昼食）	（夕食）	（間食）
パン	ごはん	ごはん	くだもの
卵料理	肉料理	魚料理	
野菜	野菜	豆腐類	
牛乳		野菜	

　毎食いろいろな食品を組み合わせて偏らないように食べる、この積み重ねによって生活習慣病は予防され、心臓病の発生、進展を防止することができるのです。

　また、さまざまの健康食品や栄養補助食品が大きく宣伝され、数多く出回っていますが、通常バランスのよい食事をとっていれば不足することはありません。特定の栄養素や食品で病気を予防したり、治したりすることはできませんので、念のため。

3．食塩を減らしましょう

　心臓病食や高血圧症食では食塩は1日7g以下に制限されます。食塩はナトリウムと塩素からできていますが、減らさなければいけないのはナトリ

ウムです。血液中にナトリウムが増えると血圧を上げたり、心臓の負担を増したりするからです。

　ナトリウムは身体に必要な微量元素の一つです。健康な人でも1日に食塩として1～2g程度でよいといわれています。厚生省では生活習慣病予防のため、1日10g以下と指導していますが、一番新しい平成10年度の国民栄養調査によると平均12.7g摂取しており、とりすぎの人が多いことがわかります。

　私たちは子供の時から慣れ親しんだ味をおいしく感じ、なかなか味付けを変えることはできません。高血圧や心不全の患者さんには味付けの濃い人が多くみられます。よく私はうす味ですからとおっしゃる患者さんがいますが、実際に入院して病院の食事をとるとこんなにうすくないとびっくりしています。

　味付けは慣れです。うす味はまずいと思っていてはいつまでたっても慣れることはできないでしょう。うす味になれることによって食品の持つ味を知ることができます。そうなればもう濃い味付けのものはかえって食べにくくなります。

　食塩制限の具体的な方法については12ページに示しました。

4. 動物性脂肪を控え、植物油を用いましょう

　コレステロールの多い人はもちろん、生活習慣病予防のために動物性脂肪をさけることは常識になっています。最近では脂肪酸の種類だけでなくその比率が問題になっています。5年ごとに改定される「日本人の栄養所要量」にはたとえば飽和脂肪酸、一価不飽和脂肪酸、多価不飽和脂肪酸の比率が決められています。

　飽和脂肪酸は牛乳、乳製品、ココナッツ油、牛肉や豚肉やとり肉の脂に多く含まれ、とくに肉類の脂は食べすぎると血液中のコレステロールを上昇させることが知られています。

　一価不飽和脂肪酸はオレイン酸が主なものでオリーブ油、菜種油などの植物油に多く含まれています。LDLコレステロールを低下させ、中性脂肪の合成を低下させる作用があるといわれています。飽和脂肪酸も一価不飽和脂肪酸も体内で作られるので、いろいろな食べ物をとっていれば通常不足することはありません。むしろとりすぎてエネルギー過剰となり、太るほうが問題です。

　多価不飽和脂肪酸はリノール酸系とαリノレン酸、EPA（イコサペンタ

エン酸）や DHA（ドコサヘキサエン酸）系のグループに分かれます。多価不飽和脂肪酸は必須脂肪酸として、発育や健康維持に必要で、一定量を食べものから摂取しなければなりませんが、EPA や DHA はリノール酸や α リノレン酸からも合成されます。リノール酸はべにばな油や綿実油、とうもろこし油、だいず油などの植物油に多く含まれています。細胞膜の構成成分として大切で、LDL コレステロールの低下作用がありますが、とりすぎると HDL コレステロールも低下させます。α リノレン酸は菜種油、だいず油、調合油に含まれ、EPA や DHA は魚油に多く含まれています。これらの脂肪酸には血液中のコレステロールや中性脂肪を下げたりする働きがあり、さらに血液を固まらせにくくする作用があり、動脈硬化を抑制するといわれています。しかしとりすぎると出血傾向の現れることがあります。

　いくらよい油だといっても一つのものにかたよるのは危険です。動物性の脂肪を控えることは大切ですが、油は全部オリーブ油にかえた、魚は毎日いわしにしたなどとならないよう、いろいろな油をとるようにしましょう。よく植物油ならいくらとってもよいと思っている人がいますが、油はエネルギーが多いのでとりすぎれば太る原因になり、体内でうまく分解されず、過酸化脂質が作られ、動脈硬化を進めることになりかねません。

　実際に植物油として調理に使う量は1日に10～20ｇ（大さじ1杯弱～1杯半）程度です。

5．砂糖をとりすぎないように気をつけましょう

　砂糖や糖質のとりすぎは、肥満や糖尿病になったり、中性脂肪を増したりして、動脈硬化を進める原因になります。和菓子類、ケーキ類、チョコレート、アイスクリームなどは砂糖が多いのでできるだけ少なくしましょう。炭酸飲料、清涼飲料、スポーツ飲料などの嗜好飲料も砂糖が多く含まれていますので同様です。よくケーキはだめだけれどまんじゅうはよいと思って食べている人がいます。これはケーキ類、チョコレート、アイスクリームなどには砂糖だけでなくコレステロールも多く含まれているからで、いずれにしても砂糖のとりすぎはさけなければなりません。

　砂糖は煮物や酢のものなどの調理に使うことは問題ありませんが、砂糖を多く使うと塩、しょうゆの使用量も増えて味付けが濃くなるので注意します。パンに塗るジャム類や調理に使う砂糖は1日10～20ｇ（大さじ1～2杯）をめやすにします。

　糖尿病の人は砂糖を1日6ｇ（小さじ2杯）に制限します。

II．毎日，何をどれだけ食べたらよいか

毎日、何をどれだけ食べたらよいか、1,800 kcal の場合

　当院の一般心臓病・高血圧症食はエネルギー1,800kcalを基準にしています．この栄養量を満たして、バランスのよい食事をとるには、毎日、何をどれだけ食べ

毎日、これだけ食べましょう、1,800 kcal の場合

おもな栄養素	おもに糖質・食物せんいの多い食品			おもにたんぱく質の		
食品群	穀　類	いも類	くだもの類	魚介類	肉　類	卵　類
食品の組み合せ例 正味分量 （めやす量）	ごはん 600 g （茶わん軽く5杯分）	じゃがいも 100 g （中1個）	りんご 150 g （2/3個）	ひらめ 70 g （中1切）	とりひな肉 60 g （むね肉皮なし1切）	卵 50 g （1個）
交換できる食品例 正味分量 （めやす量）	「ごはん軽く1杯に相当する食品と分量」 パン　60 g （6枚切1枚） もち　70 g （大1枚） うどん（茹で）160 g そば（茹で）120 g 干しうどん・そば 40 g スパゲティ 40 g 蒸し中華めん 80 g オートミール 40 g （1/2カップ）	さつまいも 70 g （小1/2本） さといも 130g（3個） かぼちゃ 110g（3切） うずら豆 25 g （1/6カップ） 甘ぐり 30g（6粒）	みかん 200g（2個） グレープフルーツ 200g（1個） バナナ 100 g （中1本） キウイフルーツ 150 g （小2個） いちご 250 g （中10粒） かき 150g（1個）	あじ 70 g （中1尾） いわし 70g（1尾） かじき 70g（1切） かつお 70g（1切） さわら 70g（1切） たい 70g（1切）	牛もも肉 60 g （うす切1枚） 豚もも肉 60 g （うす切1枚） とりもも肉 皮なし 60 g とりささみ 80 g （2本）	チーズ 25 g （扇形1個） カッテージチーズ 80 g
気をつけたい食品			缶詰 干し くだもの	塩蔵品 干もの類 水産練製品 佃煮類 内臓類	牛・豚肉の脂身 しもふり肉 ばら肉 とり肉の皮 内臓類 肉加工品 （ベーコン・ハム・ソーセージなど）	クリームチーズ

II．毎日，何をどれだけ食べたらよいか

たらよいのでしょう．ここでは心臓病の方や血圧の高い方がエネルギー1,800kcalの場合にとったらよい食品の種類と分量を示しますので参考になさってください．

また，ちょっとふとりぎみの男性，50歳以下の女性の方にも参考にしていただけます．このエネルギーが適しているかどうかはおもに体重の増減でみます．

多い食品		脂質源	おもにビタミン・ミネラル源・食物せんいの多い食品			調味料
大豆とその製品	乳類	油脂類	野菜類			
とうふ 100g (1/3丁)	牛乳 200g (1本)	油 20g (大さじ1杯半)	緑黄色野菜 100g 組合せて 100g	その他の野菜 200g 組合せて 200g	海草 3g (のり1枚)	砂糖 10〜20g (大さじ 1〜2杯)
納豆 40g (1個) 生揚げ 50g (1/3枚) がんもどき 30g (1/3枚) きなこ 20g (大さじ3杯) 大豆 20g (1/6カップ) 豆乳 180g (1カップ弱)	プレーン ヨーグルト 200g (1カップ) スキムミルク 28g (大さじ4杯強)	マーガリン 20g (大さじ1杯半) マヨネーズ 30g (大さじ2杯) ドレッシング 40g (大さじ3杯) ごま 30g (大さじ3杯)	こまつな さやいんげん さやえんどう サラダ菜 しゅんぎく チンゲンサイ トマト にら にんじん ピーマン ブロッコリー ほうれんそう わけぎ など	かぶ きゃべつ きゅうり ごぼう セロリー だいこん たけのこ たまねぎ なす はくさい もやし レタス こんにゃく きのこ など	わかめ ひじき こんぶ もずく	はちみつ 13〜26g (大さじ 1/2〜1杯強) みりん 18〜35 (大さじ 1〜2杯)
*ワーファリン 服用の方 納豆	濃厚牛乳	バター ラード 生クリーム	漬けもの類		佃煮類 昆布茶	砂糖の多い 食品

毎日、何をどれだけ食べたらよいか、1,600 kcal の場合

　ここでは心臓病の方や血圧の高い方がエネルギー1,600kcalの場合にとったらよい食品の種類と分量を示します。また、たとえば生活習慣病の予防を心がける

毎日、これだけ食べましょう、1,600 kcal の場合

おもな栄養素	おもに糖質・食物せんいの多い食品			おもにたんぱく質の		
食品群	穀 類	いも類	くだもの類	魚介類	肉 類	卵 類
食品の組み合せ例 正味分量 （めやす量）	ごはん 450 g （茶わん軽く4杯半）	じゃがいも 100 g （中1個）	りんご 150 g （2/3個）	ひらめ 70 g （中1切）	とりひな肉 60 g （むね肉皮なし1切）	卵 50 g （1個）
交換できる食品例 正味分量 （めやす量）	「ごはん軽く1杯に相当する食品と分量」 パン 60 g （6枚切1枚） もち 70 g （大1枚） うどん(茹で) 160 g そば(茹で) 120 g 干しうどん・そば 40 g スパゲティ 40 g 蒸し中華めん 80 g オートミール 40 g （1/2カップ）	さつまいも 70 g （小1/2本） さといも 130g（3個） かぼちゃ 110g（3切） うずら豆 25 g （1/6カップ） 甘ぐり 30g（6粒）	みかん 200g（2個） グレープフルーツ 200g（1個） バナナ 100 g （中1本） キウイフルーツ 150 g （小2個） いちご 250 g （中10粒） かき 150g（1個）	あじ 70 g （中1尾） いわし 70g（1切） かます 70g（1尾） さけ 70g（1切） たい 70g（1切） まぐろ赤身 70 g まながつお 70g（1切）	牛もも肉 60 g （うす切1枚） 豚もも肉 60 g （うす切1枚） とりもも肉 皮なし 60 g とりささみ 80 g （2本）	チーズ 25 g （扇形1個） カッテージチーズ 80 g
気をつけたい食品			缶詰 干しくだもの	塩蔵品 干もの類 水産練製品 佃煮類 内臓類	牛・豚肉の脂身 しもふり肉 ばら肉 とり肉の皮 内臓類 肉加工品 （ベーコン・ハム・ソーセージなど）	クリームチーズ

60歳以上の男性、ちょっとふとりぎみの男性、50～60歳代の女性の方は1,600 kcal をめやすにして、体重の増減をみながらエネルギーを調節しましょう。

また、糖尿病でエネルギーを1,600 kcal に指示された方も参考にしてください。

多い食品		脂質源	おもにビタミン・ミネラル源・食物せんいの多い食品			調味料
大豆とその製品	乳類	油脂類	野菜類		海草	
とうふ 100 g (1/3丁)	牛乳 200 g (1本)	油 20 g (大さじ 1杯半)	緑黄色野菜 100 g 組合せて 100 g	その他の 野菜 200 g 組合せて 200 g	海草 3 g (のり1枚)	砂糖 10 g (大さじ1杯)
納豆 40 g (1個) 生揚げ 50 g (1/3枚) がんもどき 30 g (1/3枚) きなこ 20 g (大さじ3杯) 大豆 20 g (1/6カップ) 豆乳 180 g (1カップ弱)	プレーン ヨーグルト 200 g (1カップ)	マーガリン 20 g (大さじ1 杯半) マヨネーズ 30 g (大さじ2杯) ドレッシン グ 40 g (大さじ3杯) ごま 30 g (大さじ3杯)	組合せて 100 g	組合せて 200 g	わかめ	はちみつ 13 g (小さじ2杯)
*ワーファリン 服用の方 納豆	濃厚牛乳	バター ラード 生クリーム	漬けもの類		佃煮類 昆布茶	砂糖の多い 食品

毎日、何をどれだけ食べたらよいか、1,400 kcal の場合

ここでは心臓病の方や血圧の高い方がエネルギー1,400kcalの場合にとったらよい食品の種類と分量を示します。また、たとえば80歳以上の男性、70歳代の女

毎日、これだけ食べましょう、1,400 kcal の場合

おもな栄養素	おもに糖質・食物せんいの多い食品			おもにたんぱく質の		
食品群	穀　類	いも類	くだもの類	魚介類	肉　類	卵　類
食品の組み合せ例 正味分量 (めやす量)	ごはん 400 g (茶わん軽く4杯)	じゃがいも 100 g (中1個)	りんご 150 g (2/3個)	ひらめ 70 g (中1切)	とりひな肉 60 g (むね肉皮なし1切)	卵 50 g (1個)
交換できる食品例 正味分量 (めやす量)	「ごはん軽く1杯に相当する食品と分量」 パン 60 g (6枚切1枚) もち 70 g (大1枚) うどん(茹で) 160 g そば(茹で) 120 g 干しうどん・そば 40 g スパゲティ 40 g 蒸し中華めん 80 g オートミール 40 g (1/2カップ)	さつまいも 70 g (小1/2本) さといも 130g(3個) かぼちゃ 110g(3切) うずら豆 25 g (1/6カップ) 甘ぐり 30g(6粒)	みかん 200g(2個) グレープフルーツ 200g(1個) バナナ 100 g (中1本) キウイフルーツ 150 g (小2個) いちご 250 g (中10粒) かき 150g(1個)	あこうだい 70g(1切) あじ 70 g (中1尾) いか 100 g (1/2ハイ) かじき 70g(1切) かれい 70g(1切) まぐろ赤身 70 g	牛もも肉 60 g (うす切1枚) 豚もも肉 60 g (うす切1枚) とりもも肉 皮なし 60 g とりささみ 80 g (2本)	チーズ 25 g (扇形1個) カッテージチーズ 80 g
気をつけたい食品			缶詰 干し くだもの	塩蔵品 干もの類 水産練製品 佃煮類 内臓類	牛・豚肉の脂身 しもふり肉 ばら肉 とり肉の皮 内臓類 肉加工品 (ベーコン・ハム・ソーセージなど)	クリームチーズ

性、肥満症の方は1,400 kcalをめやすにしましょう。

また、糖尿病でエネルギーを1,400 kcalに指示された方も参考にしてください。

多い食品		脂質源	おもにビタミン・ミネラル源・食物せんいの多い食品			調味料
大豆とその製品	乳類	油脂類	野菜類			
とうふ 100 g (1/3丁)	牛乳 200 g (1本)	油 10 g (大さじ 3/4杯)	緑黄色野菜 100 g 組合せて 100 g	その他の野菜 200 g 組合せて 200 g	海草 3 g (のり1枚)	砂糖 6 g (大さじ 1/2杯)
納豆 40 g (1個) 生揚げ 50 g (1/3枚) がんもどき 30 g (1/3枚) きなこ 20 g (大さじ3杯) 大豆 20 g (1/6カップ) 豆乳 180 g (1カップ弱)	プレーンヨーグルト 200 g (1カップ)	マーガリン 10 g (大さじ 3/4杯) マヨネーズ (15 g) (大さじ1杯) ドレッシング (大さじ 1/2杯) ごま(15 g) (大さじ 1/2杯)	組合せて 100 g	組合せて 200 g	わかめ 3 g	はちみつ 8 g (小さじ 1杯強) みりん (10 g) (大さじ 1/2杯)
*ワーファリン服用の方 納豆	濃厚牛乳	バター ラード 生クリーム	漬けもの類		佃煮類 昆布茶	砂糖の多い食品

III. おいしい減塩食

　食塩の量は症状により医師から指示されます。心臓病や高血圧症の予防のためには食塩は1日10g以下を目標に、高血圧症、軽い心不全の場合は7gに、中等症の心不全では5gぐらいに制限されるのがふつうです。
　1日に使用する食品のなかには、もともと食塩が約1g含まれています。したがって、実際に使う食塩量は1g少なくします。
　では、実際に食塩制限された食事が、どうしたらおいしく作れるか考えてみましょう。

1．塩分のとりすぎを抑えるには

①しょうゆ、みそ、ソースなどの調味料の塩分を覚え、計量スプーンを使う習慣をつけます。
　食塩1g（小さじ1/5杯）
＝しょうゆ6g（小さじ1杯）
＝減塩しょうゆ13g（小さじ2杯）
＝みそ10g（大さじ1/2杯）
＝ウスターソース12g（大さじ3/4杯）

②漬けもの、佃煮、干物類、塩蔵品、ハム、さつま揚げなどの加工品、インスタント食品はさけます。たとえば、朝食にみそ汁、あじの干物、梅干し、はくさい漬けを食べると7gちかい塩分になってしまいます（131ページ参照）。
　しかし嗜好を無視するわけにはいきませんから、どうしても食べたければ、塩分量を計算して調理に使う塩分を減らしてください。たとえばたくあん1枚（10g）食べたら0.7gの塩分を減らし、さつま揚げ1枚（60g）なら1.5g、塩ざけ1切れ（50g）なら4g減らします。また、たとえば、茹でた野菜に、しょうゆの代わりにたくあんの千切りを混ぜるなどの使い方があります。

③うす味に調理します。
　塩分制限の食事を長続きさせるには、ごはんを食べるための濃い味付けのおかずを改めます。うす味にすれば、おかずだけでもおいしく食べられま

す。
　うす味にしても煮ものでは1〜2ｇ、焼きもの・蒸しもの・炒めもの・洋風料理では1ｇ以上、塩もみ・あえものには0.5ｇぐらいの塩分を使います。砂糖を多く使うと、味が濃くなりますから気をつけてください。また味がうすくても量を多くとれば、塩分としても多くとることになるので注意しましょう。

④ 外食の場合は漬けものや汁を残します。何にでも塩やしょうゆをかける習慣をやめることなどの注意が必要です。
　また、市販の惣菜が各種でまわり、便利さから利用が増えていますが、一般に味付けが濃く、おいしくするために油や化学調味料がかなり使われています。化学調味料は塩辛く感じませんがナトリウムが多く含まれていますから要注意です。

2．減塩食をおいしく作るには
① 味付けは重点的に
　制限された塩分は、細かく何品にも分けて使うより1〜2品（1食で）に重点的に味付けする方がおいしく食べられます。塩味はふつう材料の0.6％以上使わないと感じられませんから、少しずつ使ってもおいしくありません。
　塩味がないと食べにくい魚や肉料理には塩分を使い、塩分が少なくても食べやすい卵、いも類、野菜などには、なるべく使わないようにするとよいでしょう。たとえば焼き魚などの主菜にはしょうゆを使い、塩分を使わない酢のものや油いためを付け合せるのがコツです。これなら2〜3ｇの塩分で無理なくでき、食べやすい食事になります。
　時々さしみや肉料理に塩分を使わないで食べている人がいますが、主菜はふつうの味付けにしておいしく食べてください。

② 新鮮な材料、季節の食品を選ぶ
　新鮮な材料、季節の食品を選び、材料の持ち味を生かしましょう。新鮮なものなら、うす味の方が食品の持ち味が生かされ、おいしく食べられます。

③ 香りや風味を生かす
　香りのある野菜（しその葉、しょうが、木の芽、ねぎ、たまねぎ、みつ

ば、みょうが、セロリーなど）
　くだもの類（ゆず、すだち、かぼす、だいだい、オレンジなど）
　種実類（ごま、くるみ、ピーナツなど）
　海草類（のり、わかめなど）
　きのこ類（しいたけ、まつたけなど）
　たとえば、しょうゆに木の芽やねぎやゆずを混ぜ、魚や肉をつけ込んで焼く、サラダに香りのよい野菜を混ぜる、あえものや酢のものにごまやのりを加えるなどすれば、塩分を使わなくても、またほんの少しの塩分でもおいしく食べられます。

④ 酢、酸味を利用する
　酢、トマト、かんきつ類（レモン、みかん、夏みかん、グレープフルーツなど）りんごなどの酸味は、さわやかな風味を与え、食欲を刺激します。ぽん酢、つけ酢、サラダ、酢のもの、あえもの、炒めもの、煮込み料理などに加えると塩分がなくてもけっこうおいしく食べられるものです。炒めものに酢をふりかける、肉と野菜の煮込みにトマトを混ぜる、酢のものやサラダにくだものを混ぜるなどいろいろ工夫して好みの味を見つけてください。

⑤ 香辛料を使う
　こしょう、からし、カレー粉、わさび、さんしょう、とうがらしなどの香辛料には塩分が含まれていません。好みに合わせて適量使いましょう。うす味を補って食べやすくしてくれます。

⑥ おいしいだしをとる
　こんぶやかつおぶし、しいたけにはそれぞれ旨味成分が含まれています。濃いめのおいしいだし汁なら、塩分はうすい方が食品の味が引き立ちます。
　また風味調味料がいろいろでまわっていて便利ですが、約1人分1g（小さじ1/4杯）におおよそ0.4gの塩分が含まれていますから、注意して用いましょう。

⑦ 割りじょうゆを作る
　しょうゆを同量のだし汁で割り、割りじょうゆにします。旨味が加わり、浸し、豆腐料理、なべものなどによく合います。減塩しょうゆと同じ塩分になり、しょうゆより量が多く使えます。

⑧ かけじょうゆ、つけじょうゆにする

　分量が少ないので、調味に使わないでかけじょうゆや小皿にとってつけじょうゆとして使うと塩分を感じることができます。たとえば魚は塩をふらずに素焼きにして、レモンをそえる、野菜は油炒めにしてこしょうをふるなどして、食べる時にしょうゆをかけるようにすれば少ない塩分で、おいしく食べることができます。この場合、小さな容器に1日分のしょうゆを計って入れ、目印をつけておくと便利です。
また、煮ものや炒めもののしょうゆは最後になべはだから加えるようにします。

⑨ 油を上手に使う

　一般に油を使った料理は、塩分が少なくてもおいしく食べられるものです。1日分の油の範囲内で油焼き、油炒め、から揚げ、あえもの、サラダなどに上手に使い分けましょう。

IV．献立の見方と使い方

1．献立の栄養量について

＊1日献立はエネルギー1,800 kcal、たんぱく質70〜80 g、脂質45〜50 g、食塩7 gをめやすに作成しています。食品の組み合わせ例は6ページの「毎日、何をどれだけ食べたらよいか」の通りです。
　主食のパン90 gは240 kcal、昼と夕食のごはん1食200 gは約300 kcalですから、副食は950 kcal、1食当たり300 kcal前後です。
＊1食献立のめやすはエネルギー600 kcal、たんぱく質20〜30 g、脂質15 g前後、食塩2.5 g前後で作成しました。
　昼、夕食向きで、主食のごはん200 gは約300 kcal、したがって副食は300 kcal前後です。
＊食塩量は献立に使用したすべての食品（生鮮食品、加工食品、調味料）に含まれる分量です。

2．1日献立と1食献立

＊1日献立は1週間分示しましたが、朝、昼、夕食の献立を各々1食献立として他の1食献立と組み合わせて変化をお楽しみください。
＊1日献立の昼食か夕食に好みの1食献立を組み合わせてもよいでしょう。
＊朝食の献立はあまり手をかけない場合が多いので、1食献立としてはとり上げませんでした。パン食なら卵かチーズと野菜と牛乳、ごはんなら納豆か豆腐か卵と野菜料理などを組み合わせればバランスがよくなります。

3．献立の見方

＊食品分量（g）は1人分で、実際に食べる量（正味量）で示してあります。
　したがってくだものの皮や魚の頭や骨など、捨てる部分は含まれていません。
　たとえば、みかん100 g（1個）は丸ごと150 gぐらいのもの、あじ70 g（1尾）は頭骨付きで110 gぐらいのものを用います。
＊小さじ（5 ml）、大さじ（15 ml）は計量スプーン、カップ（200 ml）は

計量カップをお使いください。使用量が少ないので、塩やしょうゆはスプーンを使う習慣をつけるとよいでしょう。

表　計量カップ・スプーンによる重量（g）

食品名	小さじ (5 ml)	大さじ (15 ml)	カップ (200ml)	食品名	小さじ (5 ml)	大さじ (15 ml)	カップ (200ml)
水・酢・酒	5	15	200	カレー粉	2	6	80
しょうゆ				からし粉	2	6	90
みりん	6	18	230	わさび粉	2	6	70
みそ				スキムミルク	2	6	90
食塩	5	15	180	トマトケチャップ	5	15	230
砂糖	3	9	130	ウスターソース	6	18	240
水あめ・はちみつ	7	21	280	マヨネーズ	4	12	190
ママレード・ジャム	7	21	250	ごま	3	9	120
小麦粉	3	9	110	あたりごま	5	15	210
かたくり粉	3	9	130	油・バター	4	12	180
パン粉	1	3	40	風味調味料	4	12	160

※よく使うものだけでも書き出して見やすい所にはっておきましょう。

＊食品はできるだけ計量して使いましょう。とくにごはんやめん類などの主食、油などエネルギーの多いものはとりすぎないように計って使うとよいのです。
　何度か計っているうちに目分量でもわかるようになります。
　また、食品のパックや箱に分量が書いてありますから、これをめやすにするとよいでしょう。ただし、あまり細かい数字にこだわることはありません。
＊めやす量はおおよその分量です。
＊だし汁は一応のめやす量を示しましたが、作る量、火の強さなどによってことなるので、加減してください。味付けがうすめですから、だし汁は少なめに入れ、煮ものは汁が残らないようにします。
＊香辛料、酢などは好みによってお使いください。
＊献立表に使われている魚や野菜、くだものなどは1例ですから、身近にあるしゅんの好みの食品をお使いください。

4．砂糖の使い方

＊通常、砂糖の使用量は1日10～20g（大さじ1～2杯）がめやすです。当院では調味に1日平均7gぐらい使用しています。

＊糖尿病の人は砂糖を1日6g使えますが、1食の使用量は3gぐらい（小さじ1杯）にします。したがって、煮ものや酢のものに少量使う程度はかまいません。また、砂糖の使用の多い料理の場合は、人工甘味料を使ったり、砂糖を使わない料理法にかえたりするようにします。たとえば、さばの銀紙焼きの献立（64ページ参照）ではさといもの煮ころがしの砂糖を人工甘味料にかえたり、きぬかつぎにしたりして、砂糖を使わないようにするなどです。

＊人工甘味料でも使いすぎはさけます。人工甘味料は種類によってはエネルギーがあり、多量に取ると下痢したりすることがあります。コーヒーや紅茶なども砂糖なしで飲む習慣をつけるとよいでしょう。

5．食塩の使い方

この献立集の1日献立は食塩7g、1食献立は食塩2.5g前後をめやすに作成しています。

食塩制限7gの場合

高血圧症、虚血性心疾患、心不全などの場合指示されます。

＊1食献立を昼食と夕食の2食に使いますと5gぐらいになります。したがって、朝食に使う塩分は2g以下です。

＊たとえばごはんの場合、みそ汁を1杯飲みますとうすくしても1.2g（みそ大さじ1/2杯）は使いますから、その他の副食の塩分は0.5g、しょうゆとして3g（小さじ1/2杯）ぐらいになります。少量ですから食べる寸前にかけたり、つけじょうゆにしたりすると食べやすくなります。みそ汁を飲まなければ卵や納豆や野菜に味付けできます。

＊パン食ではパンに塩分が0.8～1.2g（6枚切り1～1枚半に）含まれますから、調理に使う塩分は0.5g（塩小さじ1/10杯）ぐらいにします。卵料理やサラダにかけて食べるとよいでしょう。

食塩制限 5 g の場合

　中等度の心不全時などに指示されます。

＊食塩制限 7 g より 2 g 分の塩分を減らさなければなりません。実際に使える塩分は 4 g 以下になります。たとえば塩なら小さじ 4/5 杯、しょうゆなら大さじ 1 杯半（27 g）、減塩しょうゆなら大さじ 3 杯（53 g）です。

＊1 日献立を利用する場合は塩分を 2 g 減らします。かなりうす味の食事です。でも慣れます。

＊パンにも塩分がかなり含まれていますから、無塩パンを使ってもよいでしょう。その分の塩分が味付けに使えます。

食塩制限 10 g の場合

＊食塩制限 7 g に比べ、塩分は 3 g 多く使えますから、みそ汁やすまし汁を加えるとよいでしょう。（塩分 1.2～1.5 g に相当）ただし、汁ものは 1 日に 1 回をめやすにしましょう。

＊残りの塩分は 1 食に 0.5 g 見当で補うとよいでしょう。しょうゆなら小さじ 1/2 杯（3 g）、塩なら小さじ 1/10 杯です。

家族の場合

＊家族の人も食塩は 1 日 10 g 以下にした方がよいので、食塩制限 10 g に準じるとよいでしょう。味付けの濃い人や塩分を好む人は 20 g ぐらいの塩分をとっていますから、おおよそ半分に減らすことになります。

　漬けものや佃煮を加えると簡単に 10 g をオーバーしてしまいます。

＊もちろん 1 日献立も 1 食献立も、そのまま家族の人に生活習慣病予防の食事として利用していただけます。性別、年齢、運動量などにより主食、魚や肉、油の量などを調節してください。

V．外食の心得

①外食、テイクアウトは高エネルギー、高脂肪、高塩分

　外食の機会が多い人はどうしてもバランスがとりにくくなります。一部の店はともかく、ふだん昼食や夕食をとる一般的な外食の店は穀類、油、動物性脂肪、塩分が多く、良質のたんぱく質食品と野菜が不足しています。

　一方、ファーストフードの店や弁当屋、コンビニなどが増え、スーパーにも惣菜や弁当が並び、いつでも簡単に手に入るようになりました。家で作るより安上がりで、手間がかからず、ほどほどにおいしいので利用者はどんどん増えています。しかし、材料がよくわからないもの、保存料などの食品添加物の多いものもありますから、注意してください。高エネルギー、高脂肪、高塩分で、ビタミン、ミネラル、食物せんいの不足しているものが多く見られます。

　このようなものを毎日のように食べることは感心しません。できるだけ外食やテイクアウトの機会を少なくし、家でとるようにしたいものです。できれば弁当を持っていくぐらいの気構えが大切です。

②外食もバランスを考えて

　やむをえず外食をする場合、和食を主に、いろいろな食品が組み合わされている定食のようなものを選びます。脂っぽい料理はさけます。

　一品料理の選べる店がよいのですが、価格が高くなるのが問題です。昼食は管理栄養士が管理している社員食堂、カフェテリア、定食のある店などを利用しましょう。いつも主食と魚や肉などのたんぱく質食品と野菜の組み合わせを頭において選びます。魚ならさしみ、焼き魚、煮魚、おでんなど、肉なら肉と野菜の炒め物、焼肉（脂肪の少ない肉使用）などが無難です。油の多い料理はから揚げや炒めもの程度にします。

③足りないものを補い、余分なものを残す

　ごはんの量は自分で調節しましょう。漬けものや佃煮は残すようにし、味がついているものにはしょうゆやソースをかけないようにして、できるだけ塩分を減らします。野菜が少ない場合はサラダや浸し、野菜炒めなどを補うとよいでしょう。足りないものを補い、余分なものを残す習慣をつけるとよいのです。いずれにしても外食の多い人は朝食に野菜をたっぷりとって、昼

食の野菜不足を補うことが必要です。

また、弁当や店屋物などを用いる場合もせめて野菜ぐらいは補ってください。

栄養量が表示されている場合もあるので、参考にして食べすぎないようにします。

④夕食は飲みすぎ、食べすぎに気をつけて

夕食はアルコールが加わり、料理も多くなりやすいので、食べすぎないように気をつけることはいうまでもありません。会食や宴席の多い人は、昼食はそばにするなど、1日でコントロールするようにします。

次によく利用する外食について述べてみましょう。

1．外食あれこれ

めん類

昼食はそばと決めている人が見られますが、そばだけでは落第です。また、そばと混ぜごはんのセットやラーメンとチャーハンのセットなども主食と油にかたより、好ましくありません。できるだけ卵、納豆、とり肉や野菜など具の多いものにします。牛乳やくだものを補うのも一法です。中華そば類は具の多いものにしますが、エネルギーは高くなります。

めん類の汁（5g以上）は残します。中華そばはグルタミン酸ソーダを多く使っていますので、かなり多くの塩分（7g以上）が含まれています。

すし

すしめしには食塩（1人分2gぐらい）や砂糖が多く含まれています。お好みではつい食べすぎますから注意してください。ごはん軽く1杯分でにぎりは5～6個ぐらいですから、通常1人分は食べられます。魚卵類はコレステロールが多いので控えめに。ちらしずしはごはんを少なめに、また、手巻きやサラダ巻きにしてもよいでしょう。

どんぶりもの

天どん、かつどん、うなどん、牛どん、親子どんぶりなどにはたんぱく質は使われていますが、野菜はほんの少ししか使われていません。ごはんは3杯分ぐらいつかわれており、油の量も多く、味つけが濃いのであまり好まし

くありません。塩分はごはんとてんぷら、ごはんとひれかつなどの方が少なくなります。

　まぐろやかつおどんぶりはごはんを調節すればよいでしょう。

　洋風ではカレーライス、ハヤシライス、ピラフ、中華風ではチャーハンなどがありますが、どれもごはんと動物性の脂肪がほとんどで、良質たんぱく質は少々、野菜もほんの少ししか使われていません。ごはんは3杯分ぐらいでエネルギーは多く、おなかは1杯になっても栄養のバランスは保たれません。サラダなどを補うようにします。（マヨネーズやドレッシィングは控えめに）

揚げもの

　天ぷらは材料は問題ありませんが、油の吸収量が多く、エネルギーが高いので食べすぎに注意します。衣が少なく、からっと揚げてあるものがよいのです。かき揚げは高エネルギーです。

　とんかつはひれかつにします。ラードで揚げてあるものはさけましょう。

　揚げものの場合はごはんは1杯ぐらいに減らします。また、1日の油を1食に使ってしまいますから、他の食事は油を使わないようするとあまりエネルギーオーバーにはなりません。

弁当類

　価格により内容はさまざまですが、揚げものが少なく、野菜の多いものを選ぶようにします。和風の幕の内弁当のようなものが無難でしょう。ごはんの量は調節し、塩分はできるだけ減らすようにします。

パン類

　サンドイッチはヘルシーな食べものと思っている人が少なくありません。しかし、バターやマーガリンやマヨネーズが多く使われていてかなり高エネルギーです。卵、チーズ、ツナ、サーモン、野菜などのサンドイッチにし、サラダや野菜ジュース、牛乳を一緒にとるようにしましょう。

　コンビニなどのサンドイッチは1パック250〜600 kcalあります。また、手軽に買えるハンバーガーも1個400 kcalぐらいのものが多く見られます。これにポテトフライや甘い飲みものを組み合わせるのはちょっと心配です。

なべもの

　たい、たら、ふぐなどのちりなべ、寄せなべ、水たき、しゃぶしゃぶなどは魚や肉と豆腐、野菜がバランスよく食べられます。ただし、肉は脂肪の少ないものを選び、量は自分で調節します。100gから150gの範囲でとればよいでしょう。

西洋料理

　アラカルトではグリル（網焼き）、ムニエル（魚に小麦粉をつけてバターか油で焼いたもの）、ソテー（炒め焼き）、ローストビーフ、ローストチキン、ひれステーキなど、魚や脂肪の少ない肉料理にして、サラダを補いましょう。

　バターや生クリームの多い料理はさけます。

　フルコースではメニューによりますが、1,500 kcal以上になり、脂質が100gをこえるものもあります。ポタージュはコンソメに、肉の脂身は除き、ソース類は残す、パンはバターをつけない、デザートのケーキやアイスクリームはくだものにするなど気をつけてエネルギーを減らします。

中国料理

　中国料理もコースは1,500 kcal以上のエネルギーがあります。主に脂肪の少ない肉や魚料理を選びます。味つけの濃いもの、動物性脂肪の多いもの、油が多く使われているものはさけます。

日本料理

　宴会での日本料理はおおよそ1,000～1,500 kcal、塩分は10gはあるでしょう。通常はアルコールが加わるのですから、1日分のエネルギーをこえてしまいます。

　食塩の多いものはひかえ、腹八分目に抑えましょう。

2．アルコールの飲み方

　＊栄養相談に見える患者さんの中にはアルコールさえ減らせば、肥満はもちろん、血糖値、中性脂肪、尿酸などのデータがすべて改善されると思われる人が少なくありません。食事はバランスがとれているし、量もちょうどよ

い、しかしアルコールだけはとりすぎているケースです。

＊主治医が「少しなら飲んでよいですよ」という適量はビールなら中びん1本、酒ならお銚子1本、ウイスキーならシングル2杯、焼酎は1合程度です。おおよそ160 kcal、ごはん軽く1杯分と同じエネルギーです。ただし、糖尿病の人はアルコールをさけた方が血糖のコントロールがよくなります。アルコールを許される人は体重が一定している、血糖がコントロールされている、薬を飲んでいない人です。中性脂肪の多い人も禁酒しましょう。

＊適量のアルコールは血行をよくし、食欲を増したり、ストレスの解消に役立ちます。また、よいコレステロール（HDLコレステロール）を増やすといわれています。といっても飲めない人は無理に飲まないように。

＊よくアルコールを飲みたいためにごはんを極端に減らしている人がいますが、ごはんのかわりにはなりません。アルコールはエネルギーだけで身体に必要な栄養素はほとんど含まれていないからです。

＊1,800 kcalの献立や1食献立を利用する場合、アルコールを飲む人は夕食のごはんを減らしてください。（たとえばビール中びん1本とごはん軽く1杯が適量です。）

＊アルコールの飲みすぎは太るばかりか、糖尿病、高脂血症（中性脂肪）、肝臓障害、栄養障害などを引き起こします。バブルの全盛期には糖尿病患者が増え、バブルの崩壊とともに糖尿病患者が減ったという統計があります。とかく飲み始めると気が大きくなって、ついつい量が増えるものです。飲みすぎないためにはセルフコントロール以外にありません。また、肝臓を休ませるためにも週に1日か2日は禁酒する習慣をつけましょう。

＊アルコールを飲む場合はおかずをきちんととります。つまみは塩辛い酒の肴や脂っこいものをさけて、ふつうの食事をおかずにします。とくに良質のたんぱく質やビタミン、ミネラル、食物せんいの多い食品がアルコールの代謝を助け、肝臓を保護するように働きます。魚、脂肪の少ない肉、豆腐、納豆、チーズ、野菜類などの料理を選びましょう。また、飲みすぎとともに食べすぎにも注意します。

3．間食のとり方

＊3食の食事をきちんととっていればあまり間食を必要としないでしょう。よく2食にしたり、ごはんの量を極端に減らしている人がいますが、この

ような場合に間食が増えるのではないでしょうか。

＊種々出回っているケーキ類、チョコレート、アイスクリーム、和菓子類などはおいしそうですが注意してください。たとえば、だいふく1個（70g）、またはまんじゅう1個（50g）、またはチョコレート3〜4個（30g）はそれぞれごはん軽く1杯と同じエネルギー（160 kcal）で、そこには砂糖が20g以上（大さじ2杯以上）含まれています。おしるこ1杯には70g、ケーキ1個にも20g以上です。ケーキは1個300 kcal以上と高エネルギーのものも少なくありません。さらにケーキやアイスクリームには砂糖以外に多量のバター、生クリーム、クリームチーズなどの動物性の脂肪が含まれています。

食べてないのにやせないという人は菓子類などの間食を多くとっているはずです。このようなものを2個も3個も食べていれば太るのは当たり前です。また、甘くないからとせんべいやスナック菓子をとる人がいますが、塩分やエネルギーは多いので注意しましょう。菓子類を食べる場合、和菓子やケーキは多くても1日1個以内にしてください。もちろん糖尿病や高脂血症の人、減量中の人はできるだけとらないようにします。

＊現在、若い世代は副食をたっぷりとって主食を極端に減らす傾向にあり、スナック菓子をよく食べ、外食や市販の惣菜にたよっていますが、バランスの悪い食事を続けていけば早くからの生活習慣病の発生はさけられません。

間食がふとったり、血糖値や中性脂肪を増やしたりする原因にならないよう、上手に取り入れてください。

＊散歩の後、スポーツクラブで汗をかいた後、お風呂上りなどに嗜好飲料を飲むことはありませんか。自動販売機の缶は1本（350 ml）に砂糖が30〜40gも含まれていますから、飲まない方がよいでしょう。とくにスポーツ飲料はぶどう糖を含んでいるものがほとんどですから糖尿病の人は飲んではいけません。

＊安心できる間食は1日に食べる食品の中のくだものや牛乳、ヨーグルトです。また、主食をたとえば焼きいもや干しいも、とうもろこし、茹でぐり、甘ぐりなどと交換しておやつにしてはいかがでしょう。焼きいも小1本（140 g）はごはん軽く1杯（110 g）と同じエネルギーです。

＊コーヒー、紅茶は砂糖やクリームを使わなければ飲んでもかまいません。日本茶や中国茶などは好みのものをお飲みください。動脈硬化を防ぐ抗酸化物質が多いので注目をあびています。

VI. 献 立 例

1日献立
1,800 kcal・食塩 7 g

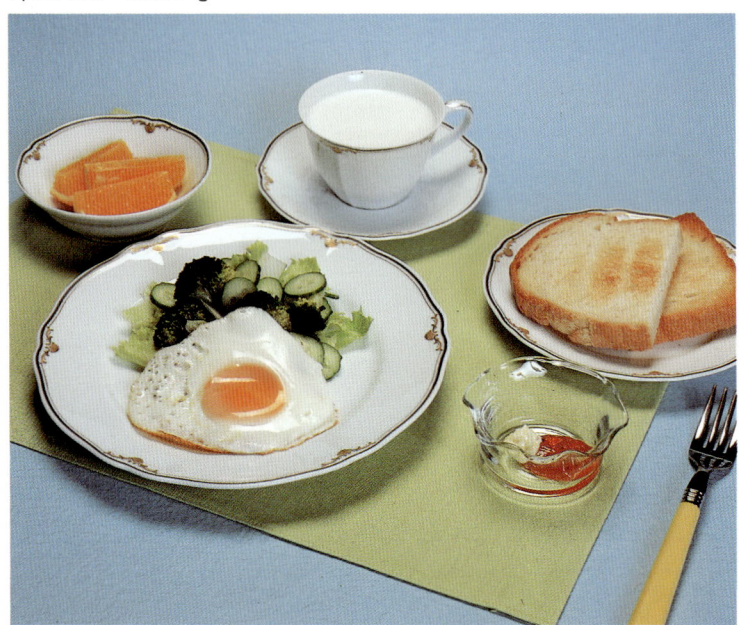

「朝食」
トースト
目玉焼き
グリーンサラダ
牛乳
くだもの

エネルギー 593 kcal
たんぱく質　　23.0 g
脂質　　　　　23.8 g
糖質　　　　　71.9 g
塩分　　　　　 2.1 g

「昼食」
五目焼きそば
豆腐の酢のもの

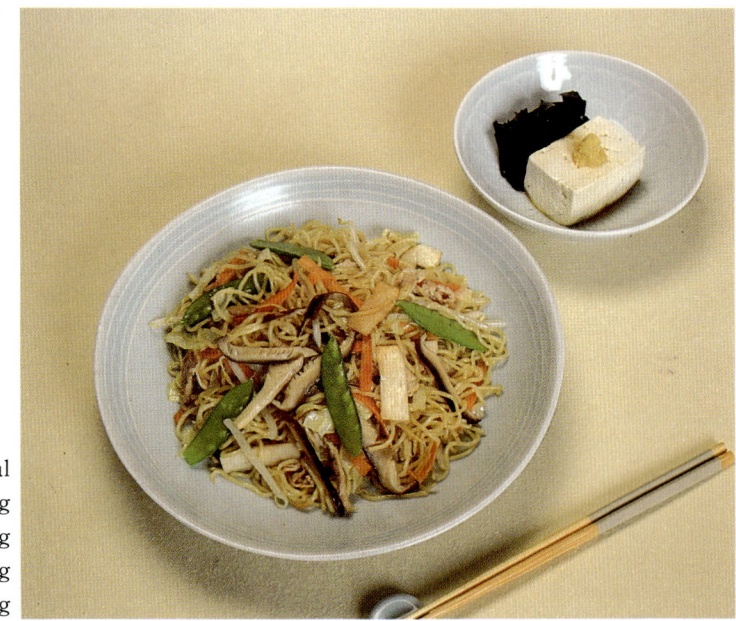

エネルギー 607 kcal
たんぱく質　　29.1 g
脂質　　　　　20.1 g
糖質　　　　　76.2 g
塩分　　　　　 2.8 g

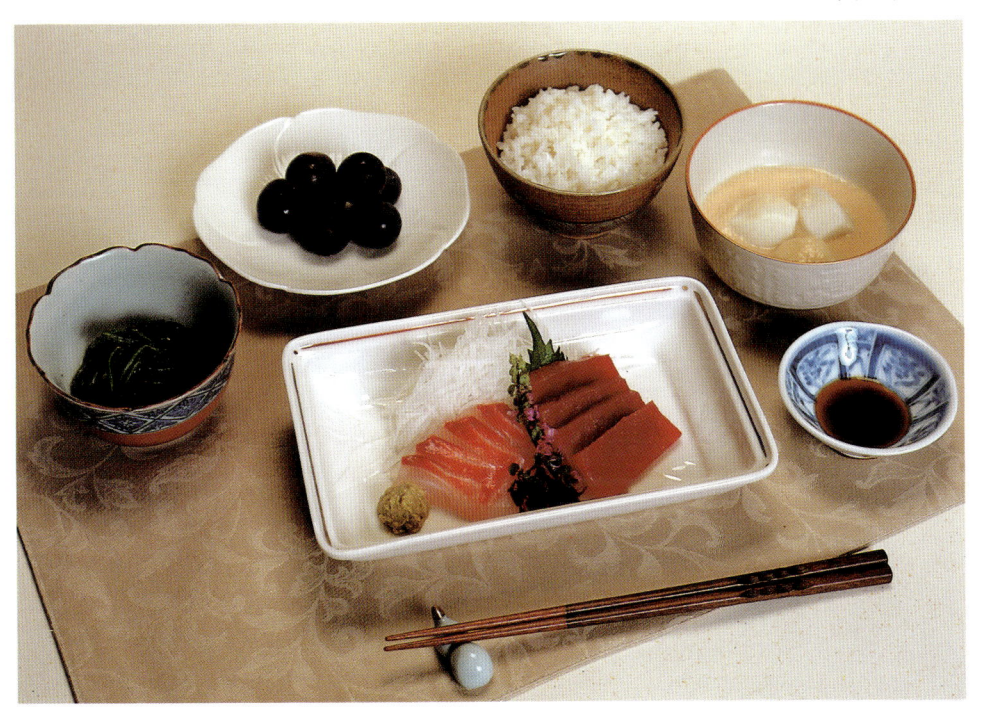

「夕食」
ごはん
さしみ
こいものとろろかけ
青菜のごま酢あえ
くだもの

朝食―ありふれた献立ですが、朝食にも野菜を十分に
　　　（100g以上）とることが大切です。
昼食―野菜たっぷりの焼きそばです。
夕食―手間がかからず、どなたにも好まれるさしみが主菜
　　　です。朝、昼食に油を使ったので夕食はごま少々で
　　　す。

エネルギー 587 kcal
たんぱく質　　30.3 g
脂質　　　　　4.9 g
糖質　　　　102.7 g
塩分　　　　　2.0 g

1日合計
エネルギー 1,787 kcal
たんぱく質　　82.4 g
脂質　　　　　48.8 g
糖質　　　　250.8 g
塩分　　　　　6.9 g
コレステロール 303 mg

「朝食」

献立名	材料名　分量g	めやす量	献立調理アドバイス
トースト	イギリスパン　90	1枚	（パン90gには食塩が1.2g含まれる。マーガリン5gには0.1g）
	マーガリン　5	小さじ1強	・ごはんにする場合はパンの塩分をみそ汁（みそ10g＝大さじ1/2使用）にかえるとよい。
	いちごジャム　10	大さじ1/2	
目玉焼き	卵　50	1個	
	油　1	小さじ1/4	
	こしょう	少々	
グリーンサラダ	レタス　30	1枚	・1,600kcal以下の場合はパンを60g（6枚切り1枚）にする。
	きゅうり　30	1/3本	・糖尿病の場合はジャムをやめる。1,400kcal以下の場合はマーガリンもさける。
	セロリー　10		
	ブロッコリー　30		
	サラダ油　3	小さじ3/4	
	酢　5	小さじ1	
	こしょう	少々	
	塩　0.5	小さじ1/10	・食塩0.5gは目玉焼きとサラダに用いる。混ぜるよりかける方が塩気を感じる。
牛乳	牛乳　200ml	1カップ	
くだもの	オレンジ　100	大1/2個	

「昼食」

献立名	材料名　分量g	めやす量	献立調理アドバイス
五目焼きそば	蒸し中華めん　170	1玉	・蒸し中華めん170gのエネルギーはごはん軽く2杯（200g）とほぼ同じエネルギー。塩分は0.7g含まれる。
	豚もも肉　40		
	たまねぎ　20	1/10個	
	きゃべつ　50	1枚	
	にんじん　20	1/10本	・1,400kcalの場合はめんを120g（3/4玉）に減らす。具の量は減らさずに。めんが少なくても満腹感が持てます。また、1日に使える油が10gですから、この場合は朝、夕食の油の量に注意してください。
	もやし　30	1/2カップ	
	干ししいたけ　2	1枚	
	エリンギィ　20		
	さやえんどう　5		
	しょうが	少々	
	油　10	大さじ3/4	
	塩　1.2	小さじ1/4	
	こしょう	少々	
	しょうゆ　3	小さじ1/2	
	粉がらし	少々	
豆腐の酢のもの	豆腐　100	1/3丁	
	生わかめ　10		・生わかめの他、きゅうりやきのこ類など好みの野菜を。
	しょうが	少々	
	酢　5	小さじ1	・生わかめは水でよく洗う。
	しょうゆ　2	小さじ1/3	（この献立のしょうゆ5gの塩分は0.8g）

作り方

グリーンサラダ（朝食）
① レタスは洗って適当な大きさにちぎっておきます。
② きゅうりは小口切り、セロリーはうすいたんざくに切ります。
③ ブロッコリーは小房に分け、好みの硬さに茹でておきます。
④ サラダ油、酢、こしょうを合わせ、①、②、③をあえます。

「夕食」

献立名	材料名　分量 g	めやす量	献立調理アドバイス
ごはん	ごはん　200	茶わん軽く2杯	・1,400 kcal〜1,600 kcalの場合はごはんを150 gに減らす。
さしみ	たい　30		
	まぐろ赤身　40		
	しその葉	1枚	・さしみは好みの魚を用いる。
	だいこん　30		
	粉わさび	少々	
	しょうゆ　6	小さじ1	
こいもの　とろろかけ	さといも　70	小3〜4個	・さといも70 gとやまといも40 gはごはん1/2杯に相当。
	みりん　7	小さじ1強	
	塩　0.2	少々	・塩少々は耳かき2杯ぐらい。
	しょうゆ　1	小さじ1/6	
	だし汁　20 ml	適量	
	やまといも　40		
	しょうゆ　3	小さじ1/2	・食塩制限10 gの場合や家族の方はみそ汁やすまし汁を加えるとよい。(塩分は1.2〜1.5 gぐらい) その他、昼、夕のあえものや酢のものに塩分を使ってもよい。(しょうゆ小さじ1杯程度)
	だし汁　40 ml	1/5カップ	
青菜のごま酢あえ	ほうれんそう　70		
	黒ごま　3	小さじ1	
	酢　3	小さじ3/5	
	しょうゆ　1	小さじ1/6	
くだもの	ぶどう　100		(この献立のしょうゆ11 gの塩分は1.7 g)

作り方

　五目焼きそば（昼食）
① 豚もも肉うす切りは1 cm幅に切ります。
② たまねぎは5 mm幅、きゃべつは1 cm幅のたんざくに、にんじんはうすいたんざくに切り、もやしは根をとり、しょうがは千切りにします。
③ エリンギィはたんざくに、干ししいたけは水に戻して3 mmぐらいの幅に切ります。さやえんどうはすじをとってさっと茹でておきます。
④ なべに油を熱してしょうがを炒め、豚もも肉を加えてさっと炒め、塩少々（0.3 gぐらい）とこしょうをふります。
⑤ ④に野菜を硬い順に加えて強火で炒め、残りの塩（0.9 g）、こしょうをで調味します。
⑥ ⑤に蒸し中華めんをほぐしながら加え、手早く炒め、なべはだからしょうゆを加えます。
⑦ 器に盛ってさやえんどうをちらし、溶きがらしをそえます。

　豆腐の酢のもの（昼食）
① 豆腐は好みの大きさに切ります。
② 生わかめは水に戻して適当な大きさに切ります。
③ 器に豆腐と生わかめを盛り、おろししょうがをそえます。

　こいものとろろかけ（夕食）
① さといもは小さいものを選び、皮をむいてだし汁で軟らかく煮て、みりん、塩、しょうゆで調味し、荒熱をとります。
② だし汁としょうゆを合わせておきます。
③ やまといもはすり鉢ですりおろし、②を少しずつ加えてとろろ汁を作ります。
④ 器に①を盛り、上から③を流し入れます。

1日献立

1,800 kcal・食塩 7 g

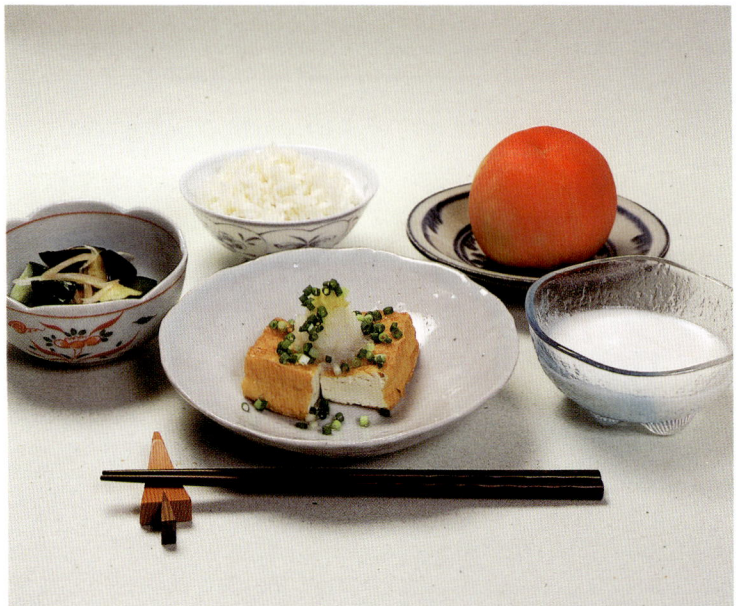

「朝食」
ごはん
焼き生揚げ
即席漬け
ヨーグルト
くだもの

エネルギー 571 kcal
たんぱく質　19.5 g
脂質　　　　13.4 g
糖質　　　　91.0 g
塩分　　　　 1.2 g

「昼食」
ナン
タンドリーチキン
野菜のスープ煮
チャイ

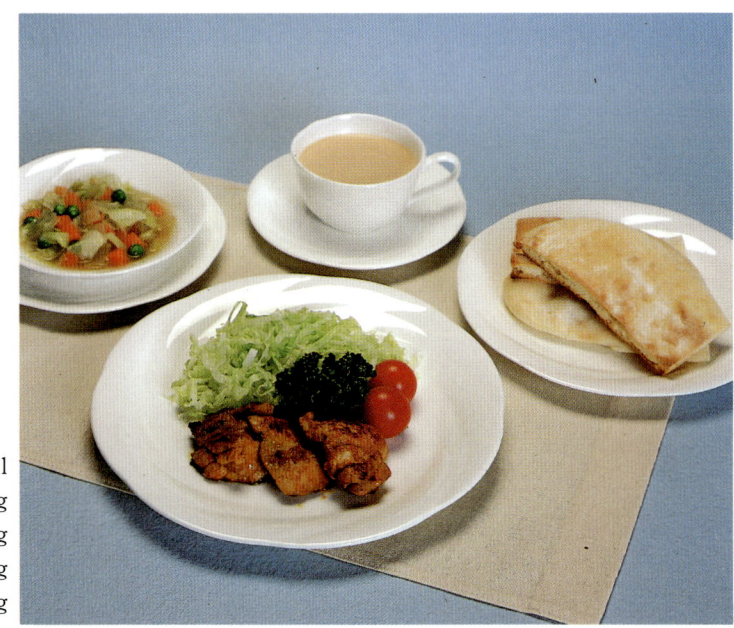

エネルギー 612 kcal
たんぱく質　34.6 g
脂質　　　　19.9 g
糖質　　　　73.4 g
塩分　　　　 3.2 g

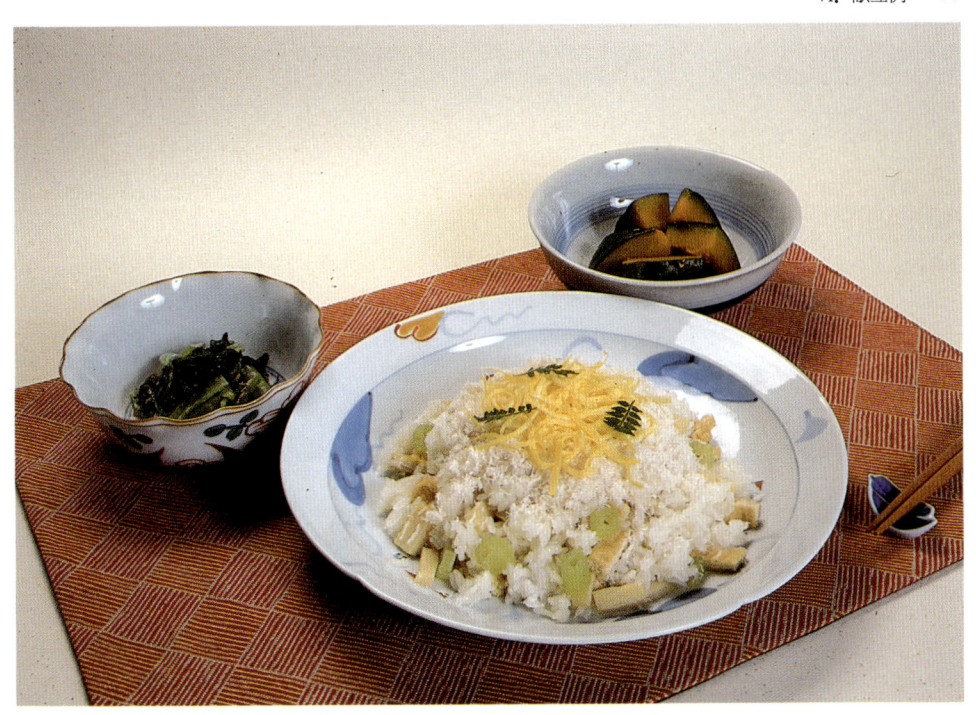

「夕食」
ちらしずし
かぼちゃの含め煮
青菜のピーナツあえ

エネルギー 619 kcal
たんぱく質　22.2 g
脂質　　　　12.3 g
糖質　　　 103.4 g
塩分　　　　 2.6 g

朝食——焼き生揚げにはねぎ、しょうが、七味とうがらし、即席漬けにはみょうがの香りを用いてうす味を補います。

昼食——タンドリーチキンはとり肉の嫌いな方でも食べやすい料理です。

夕食——ふきとたけのこ、春の香りいっぱいのちらしずしです。秋冬はごぼう、きのこなどで。

1日合計
エネルギー 1,802 kcal
たんぱく質　　76.3 g
脂質　　　　　45.6 g
糖質　　　　 267.8 g
塩分　　　　　 7.0 g
コレステロール 242 mg

「朝食」

献立名	材料名	分量 g	めやす量	献立調理アドバイス
ごはん	ごはん	200	茶わん軽く2杯	・1,400 kcal～1,600 kcalの場合はごはんを150 gに減らす。
焼き生揚げ	生揚げ	80	1/2枚	・生揚げは豆腐（1/3丁）、なっとう（1個）、大豆などでもよい。
	だいこん	30		
	万能ねぎ	10		・食塩10 gの方や家族の方はみそ汁を加えるとよい。
	しょうが		少々	（しょうゆ3 gの塩分は0.5 g）
	しょうゆ	3	小さじ1/2	
即席漬け	なす	30	1/2個	・即席漬けはかぶ、きゃべつ、だいこんなど好みの野菜を用いる。
	きゅうり	20	1/5本	
	みょうが	10	1個	
	塩	0.6	小さじ1/8	
ヨーグルト	プレーンヨーグルト	100	1/2カップ	・ヨーグルトやくだものは間食にしてもよい。
くだもの	もも	200	1個	

「昼食」

献立名	材料名	分量 g	めやす量	献立調理アドバイス
ナン	ナン	120	1枚	・ナンのエネルギー、塩分はパンとほぼ同じです。またナン120 gのエネルギーはごはん軽く2杯分と同じです。食塩は1.6 g含まれている。
タンドリーチキン	とりもも肉皮なし	90		
	塩	0.7	小さじ1/7	
	こしょう		少々	
	プレーンヨーグルト	20		ナンはごはん、パンなど好みのものにかえてもよい。
	トマトケチャップ	5	小さじ1	
	レモン汁		少々	・1,600 kcalの場合はナンを90 gに、1,400 kcalでは60 gに減らす。
	しょうが		少々	
	パプリカ		少々	
	カレー粉	0.5	小さじ1/4	（トマトケチャップ5 gの塩分は0.2 g）
	油	3	小さじ3/4	
	レタス	20	1枚	
	プチトマト	20	2個	
	パセリ		少々	
野菜のスープ煮	きゃべつ	50	1枚	・野菜のスープ煮は他にかぶ、カリフラワー、セロリー、トマトなど好みのものを、軟らかく煮込みましょう。
	たまねぎ	20	1/10個	
	にんじん	20	1/10本	
	グリンピース	5		
	油	2	小さじ1/2	
	コンソメ	0.5		（コンソメ0.5 gの塩分は0.3 g）
	塩	0.3	少々	・塩少々は耳かき2～3杯。
	こしょう		少々	・食塩制限10 gの方、家族の方は塩をたしてもよい。
	タイム		少々	
	水	50 ml	1/4カップ	・塩分が少ないので水の量はひかえめにする。
チャイ	牛乳	100 ml	1/2カップ	
	紅茶	80 ml	2/5カップ	・チャイはスパイスのきいたインドのミルクティです。コーヒー牛乳でもよい。
	シナモン		少々	
	カルダモン		少々	

「夕食」

献立名	材料名　分量 g	めやす量	献立調理アドバイス
ちらしずし	ごはん　200	茶わん軽く2杯	・1,400 kcal～1,600 kcal の場合はごはんを 150 g に減らす。
	砂糖　5	大さじ1/2	・塩分の少ないちらしずしです。食塩制限 10 g の場合や家族の方はそぼろやうす焼き卵、またかぼちゃの含め煮、青菜のピーナツあえに塩分を使ってもよい。(しょうゆ小さじ1杯ぐらい)
	酢　12	大さじ1弱	
	塩　1	小さじ1/5	
	油揚げ　10	1/3 枚	
	ふき　30		
	たけのこ　30		
	砂糖　3	小さじ1	・糖尿病の場合はごはんと焼き魚かさしみと野菜の煮ものなどに変更する。
	塩　0.5	小さじ1/10	
	しょうゆ　3	小さじ1/2	
	だし汁　20 ml	適量	・そぼろは手間がかかるのでさしみにしてもよい。この場合塩分が 0.5 g ぐらい増える。
	おひょう　30		
	砂糖　3	小さじ1	・かぼちゃやいもは塩分がなくても食べやすい食品です。
	卵　25	1/2 個	
	油　2	小さじ1/2	・糖尿病の場合は砂糖を人工甘味料にかえるか使わないようにする。
	木の芽	少々	
かぼちゃの含め煮	かぼちゃ　100		
	砂糖　5	大さじ1/2	・1,400 kcal 以下の方はピーナツあえを浸しやのり酢あえにかえる。
	だし汁　20 ml	適量	
青菜の	こまつな　70		
ピーナツあえ	ピーナツバター　5	小さじ1	
	しょうゆ　2	小さじ1/3	(この献立のしょうゆ5gの塩分は0.8g)

作り方

タンドリーチキン（昼食）
① とりもも肉は皮なしを用い、30 g ぐらいの食べやすい大きさに切って塩 0.7 g とこしょうをふります。
② ボールにプレーンヨーグルト、トマトケチャップ、パプリカ、カレー粉、レモン汁、おろししょうがを混ぜ合わせ、①のとり肉をつけ 30 分ぐらいおきます。
③ フライパンに油を熱し、とり肉を並べ、色よく焼きます。
④ 器にレタス、とり肉、プチトマト、パセリを盛り合わせます。

チャイ（昼食）
① 紅茶に熱湯をかけてしとらせておきます。
② 小さいなべに水 100 ml と両端を切ったカルダモン、シナモンを入れて煮ます。
③ ②に牛乳を加えて煮立たせ、①の紅茶を入れ 2～3 分蒸らし、あたためたカップに茶漉しを通してつぎます。

ちらしずし（夕食）
① 砂糖、酢、塩を合わせ、ごはんに混ぜ、酢めしを作ります。
② 油揚げは湯通しして、たんざく切りにします。
③ ふきはさっと茹でて皮をむき 5 mm ぐらいの輪切りか、半月切りに、たけのこは角切りにして湯通しします。
④ ふきとたけのこをだし汁で煮て、砂糖、塩、しょうゆで調味し、冷ましておきます。
⑤ 砂糖に食紅を混ぜておきます。
⑥ おひょうは茹でて、ふきんで水気をしぼり、なべに入れ⑤を加え、からいりしながらそぼろを作ります。
⑦ 卵は薄焼きにして千切りにします。
⑧ ①に④を混ぜて器に盛り、上にそぼろをのせ、錦糸玉子をかざり、木の芽をそえます。

1,800 kcal・食塩 7 g

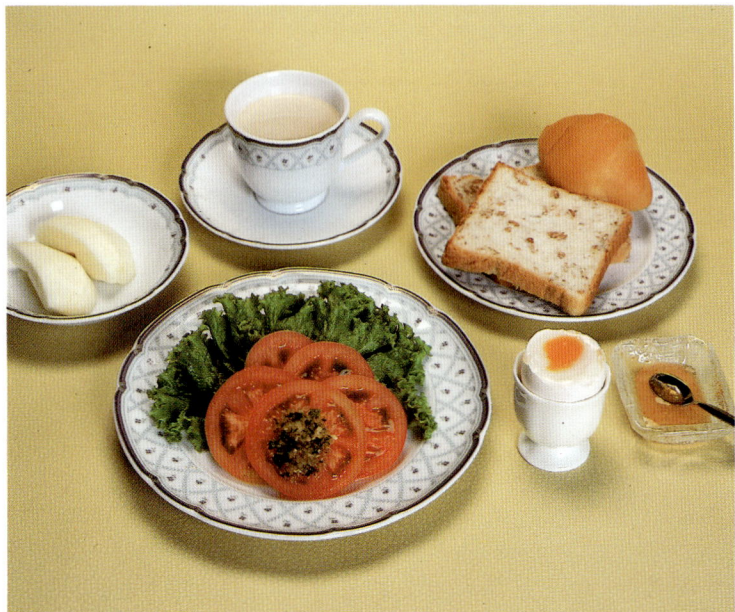

「朝食」
パン
半熟卵
トマトのサラダ
コーヒー牛乳
くだもの

エネルギー 540 kcal
たんぱく質　　23.6 g
脂質　　　　　15.3 g
糖質　　　　　78.4 g
塩分　　　　　 2.0 g

「昼食」
ごはん
豚肉と豆のカレー
コールスローサラダ

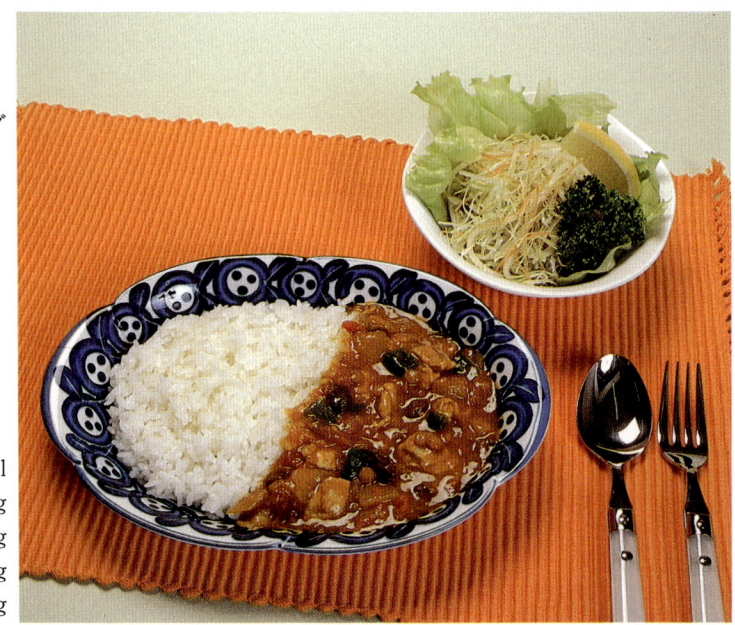

エネルギー 634 kcal
たんぱく質　　21.9 g
脂質　　　　　13.1 g
糖質　　　　 104.9 g
塩分　　　　　 2.4 g

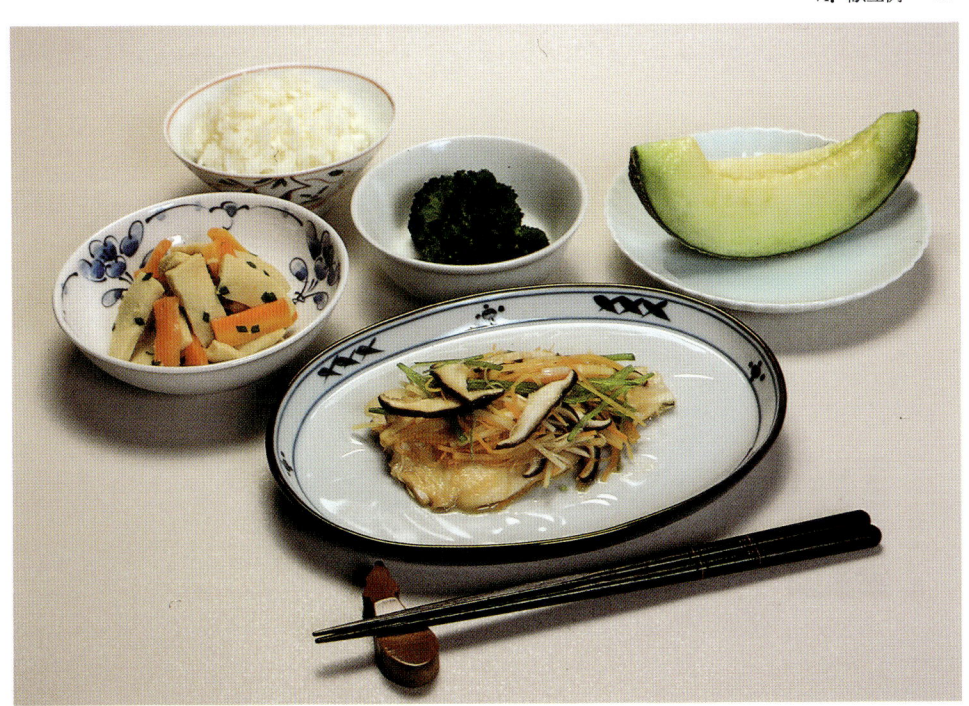

「夕食」
ごはん
中国風蒸し魚
凍り豆腐のみそ炒め
ブロッコリーのからし漬け
くだもの

朝食—忙しい朝でも簡単に用意できる献立です。
昼食—豆と野菜をじっくり煮込んだ手づくりのカレーに
　　　さっぱりしたきゃべつのサラダを組み合わせました。
夕食—魚に千切りの野菜をのせて蒸した彩りのよい中国風
　　　の料理、出来たてを食べましょう。

エネルギー	618 kcal
たんぱく質	31.5 g
脂質	15.3 g
糖質	84.4 g
塩分	2.6 g

1日合計

エネルギー	1,792 kcal
たんぱく質	77.0 g
脂質	43.7 g
糖質	267.7 g
塩分	7.0 g
コレステロール	307 mg

「朝食」

献立名	材料名　分量 g	めやす量	献立調理アドバイス
パン	ライ麦パン　60	小2枚	（パン90gの塩分は1.2g）
	プチロール　30	小1個	・1,600 kcal 以下の場合はパンを
	ママレード　10	大さじ1/2	60gに減らす。
半熟卵	卵　50	1個	・ジャム類は好みのものを。肥
	塩　0.1	少々	満、糖尿病の人はさける。
トマトのサラダ	リーフレタス　20		・塩少々は耳かき1杯ぐらい。
	トマト　80	小1個	・卵は好みのかたさで。
	たまねぎ　10		
	パセリ	少々	
	酢　3	小さじ3/5	
	しょうゆ　2	小さじ1/3	（しょうゆ2gの塩分は0.3g）
コーヒー牛乳	牛乳　200 ml	1カップ	・牛乳はヨーグルトでもよい。
	インスタントコーヒー　2	小さじ1	
くだもの	りんご　100	中1/2個	・くだものは間食でもよい。

「昼食」

献立名	材料名　分量 g	めやす量	献立調理アドバイス
豚肉と豆のカレー	ごはん　200	茶わん軽く2杯	・1,600 kcal の場合は昼食か夕食
	豚もも肉　40		のごはんを150gに減らす。
	レンズ豆　20	1/7カップ	1,400 kcal の場合は150gに。
	たまねぎ　40	1/5個	・レンズ豆20gはごはん1/2杯
	トマトホール(缶)　30		と同じエネルギー。
	ピーマン　10	1/3個	・レンズ豆はいんげん豆でもよ
	干しぶどう　5		い。
	しょうが	少々	（トマトホール(缶)30gの塩分は0.2g）
	にんにく	少々	
	油　5	小さじ1強	
	小麦粉　10	大さじ1	
	カレー粉　2	小さじ1	・カレー粉の量は好みの辛さで。
	トマトケチャップ　10	大さじ2/3	（トマトケチャップ10gの塩分は0.4g）
	中濃ソース　3	小さじ1/2	（ソース3gの塩分は0.2g）
	塩　1	小さじ1/5	
	こしょう	少々	
	コンソメ　0.3		（コンソメ0.3gの塩分は0.2g）
	水　90 ml	1/2カップ	・このカレーの塩分は2g、ふつ
	ロリエ	少々	うの味付けです。
コールスロー　サラダ	レタス　20	1枚	
	スパゲティ　5		・サラダの野菜は好みのものを。
	きゃべつ　30		生が嫌いな方は茹で野菜で。
	にんじん　10		
	セロリー　10		
	サラダ油　3	小さじ3/4	・ドレッシングの量が少ないので
	酢　5	小さじ1	野菜の水気をよく切りましょう。
	塩　0.4	少々	・糖尿病1,400 kcal 以下の方は酢
	こしょう	少々	じょうゆにするとよい。（ただし、
	パセリ	少々	しょうゆは3g程度に）
	レモン　10	1切れ	

「夕食」

献立名	材料名	分量g	めやす量	献立調理アドバイス
ごはん	ごはん	200	茶わん軽く2杯	・1,400 kcalの方はごはんを150gに減らす。
中国風蒸し魚	かれい	70	1切れ	・かれいの他、たい、すずき、あじなどでも同様に。
	たけのこ	10		・食塩制限10gの方や家族の方はみそ汁やすまし汁を加えるとよい。
	にんじん	10		
	ねぎ	10		
	生しいたけ	10	1枚	
	さやえんどう	5		
	しょうが		少々	
	サラダ油	3	小さじ3/4	・サラダ油はごま油でもよい。
	酒	5	小さじ1	
	しょうゆ	7	小さじ1強	
凍り豆腐のみそ炒め	凍り豆腐	15	1枚	・凍り豆腐のみそ炒めは凍り豆腐を戻してたんざく切り、にんじんはたんざくに切って茹でる。油で炒めて調味料を加え、しそのはのみじん切りを混ぜる。
	にんじん	30	1/7本	
	しその葉		1枚	
	油	4	小さじ1	
	酒	5	小さじ1	・糖尿病1,400 kcal以下の方は油を使わず煮ます。
	みそ	7	小さじ1強	
	だし汁	20 ml	適量	(みそ7gの塩分は0.9g)
ブロッコリーのからし漬け	ブロッコリー	30		
	しょうゆ	2	小さじ1/3	(この献立のしょうゆ9gの塩分は1.4g)
	粉がらし		少々	
くだもの	メロン	100	1切れ	・くだものは間食でもよい。

作り方

豚肉と豆のカレー（昼食）

① 豚もも肉はスライスして小さく切ります。
② レンズ豆は水で洗って、1時間ぐらい水につけます。
③ たまねぎは荒い千切り、トマトホール缶は種を出して角切りにします。
④ ピーマンは種をとって1cm角に切ります
⑤ しょうが、にんにくはみじん切りにします。
⑥ なべに油を熱し、⑤を炒め、たまねぎを加えてしんなりするまでよく炒めます。
⑦ ⑥に②、トマトホール（缶）を加え、水、コンソメを入れて煮ます。
⑧ フライパンに小麦粉を入れ、ごく弱火で炒めます。色がついてきたらカレー粉を加えてさらに炒めておきます。
⑨ 豆が軟らかくなったら豚もも肉、ピーマン、干しぶどうを加え、トマトケチャップ、ソース、塩、こしょうを加えて煮ます。
⑩ ⑧に⑨の煮汁を加えてだまができないように溶かし、⑨に少しずつ加えて適当なとろみがつくまで煮込みます。

中国風蒸し魚（夕食）

① たけのこは千切りして茹で、にんじん、ねぎ、生しいたけ、さやえんどう、しょうがは千切りにします。、
② サラダ油、酒、しょうゆを合わせておきます。
③ 器にかれいの切り身を並べ、六分どおり蒸します。
④ ③に①の野菜をさっと混ぜ合わせてのせ、②の調味料をかけて、魚に火がとおるまで蒸します。
＊野菜をおのおの分けてのせると見栄えします。

1,800 kcal・食塩 7 g

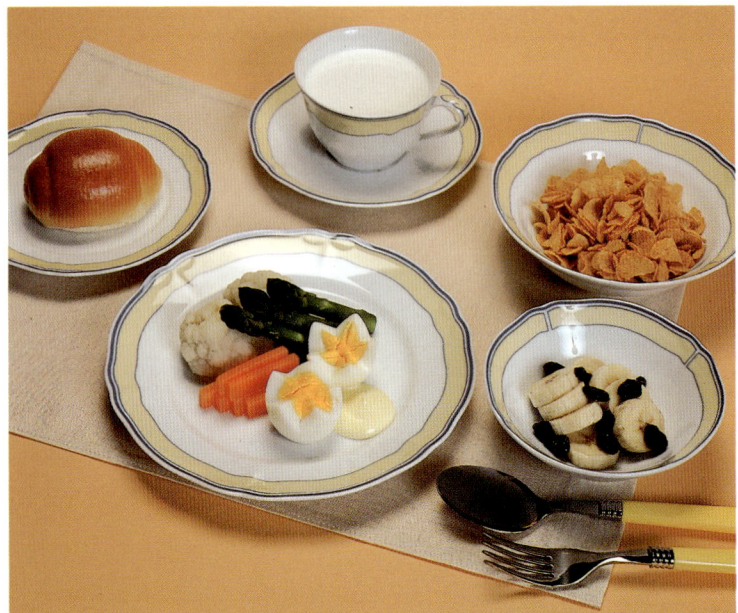

「朝食」
ロールパン
コーンフレーク
ゆで野菜のサラダ
牛乳
くだもの

エネルギー　571 kcal
たんぱく質　　21.3 g
脂質　　　　　17.9 g
糖質　　　　　80.6 g
塩分　　　　　 2.0 g

「昼食」
チキンライス
とうもろこしのサラダ

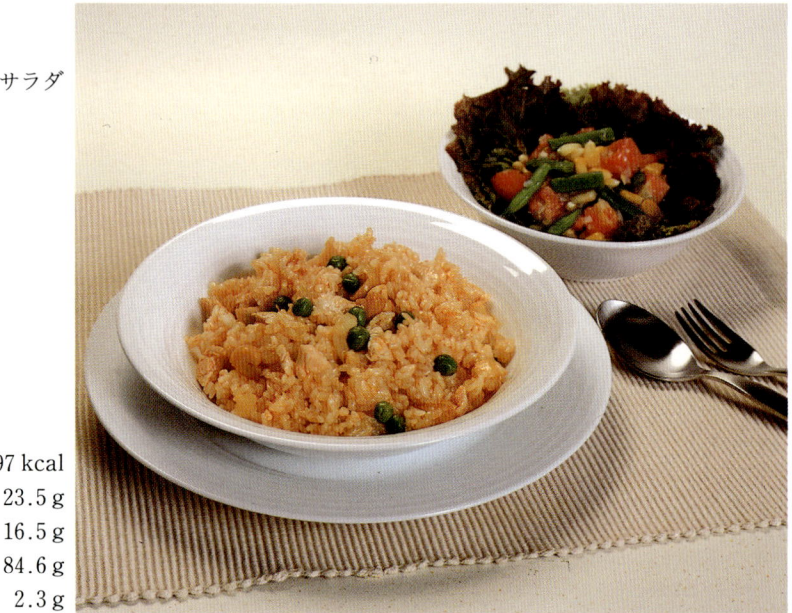

エネルギー　　597 kcal
たんぱく質　　　23.5 g
脂質　　　　　　16.5 g
糖質　　　　　　84.6 g
塩分　　　　　　 2.3 g

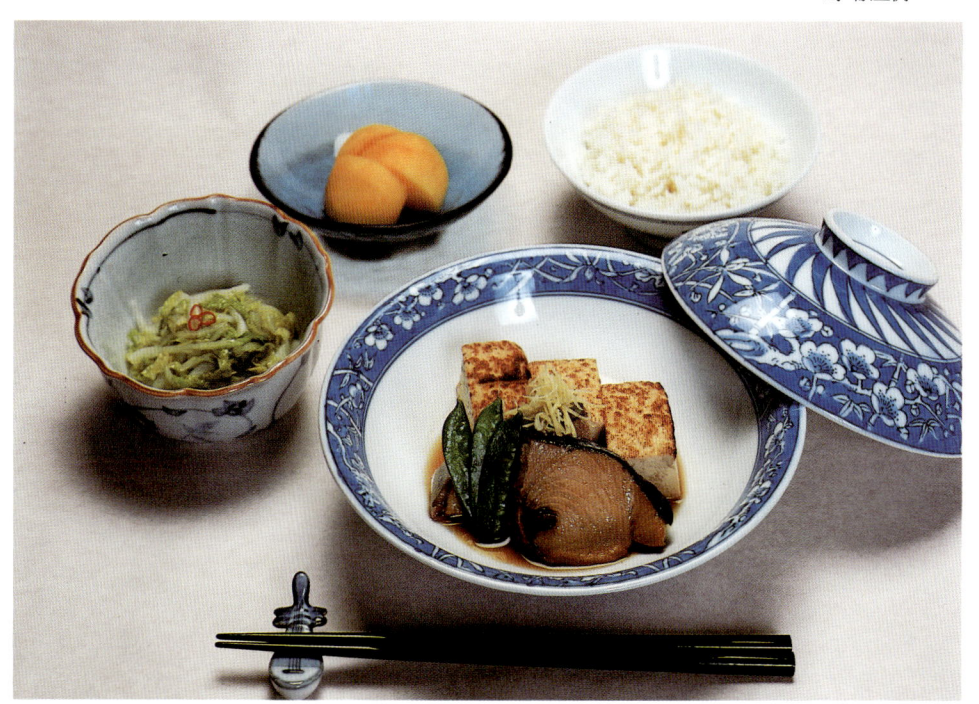

「夕食」
ごはん
かつおと焼き豆腐のとも煮
はくさいのあえもの
くだもの

朝食―コーンフレークで目先を変えました。オートミールも同じぐらいのエネルギーですが塩分は含まれません。
昼食―おなじみのチキンライス、どなたにも好まれる味付けです。
夕食―かつおと焼き豆腐は相性のよい取り合わせです。しっかりした味付けですからごはんのおかずにぴったりです。

エネルギー	608 kcal
たんぱく質	33.5 g
脂質	11.4 g
糖質	85.6 g
塩分	2.6 g

1日合計

エネルギー	1,776 kcal
たんぱく質	78.3 g
脂質	45.8 g
糖質	250.8 g
塩分	6.9 g
コレステロール	361 mg

「朝食」

献立名	材料名　分量g	めやす量	献立調理アドバイス
コーンフレーク	コーンフレーク　40	2カップ	(コーンフレーク40gの塩分0.3g)
ロールパン	ロールパン　35	1個	(ロールパン35gの塩分は0.4g)
茹で野菜のサラダ	卵　50	1個	・コーンフレーク40gのエネルギーはパン60g、ごはん軽く1杯と同じ。
	塩　0.1	少々	
	にんじん　30	1/7本	・1,600 kcal以下はロールパンなし。
	グリーンアスパラガス　30		・茹で野菜は他におくら、かぶ、だいこん、ブロッコリーなど。
	カリフラワー　40		
	マヨネーズハーフ　10	大さじ3/4杯	(マヨネーズハーフ10gのエネルギーは30 kcal、塩分は0.3g)
牛乳	牛乳　200 ml	1カップ	・牛乳、くだものはコーンフレークに加える。
くだもの	バナナ　50	1/2本	
	干しぶどう　5		

「昼食」

献立名	材料名　分量g	めやす量	献立調理アドバイス
チキンライス	ごはん　200	茶わん軽く2杯	・1,600 kcalの場合は昼食か夕食のごはんを150gに減らす。
	とりむね肉皮なし　60		
	たまねぎ　30	1/7個	・1,400 kcalではごはんを150gに減らし、副菜はチキンソテーなどにかえる。
	マッシュルーム（缶）　10		
	グリンピース　10		
	油　10	大さじ3/4	
	トマトケチャップ　10	大さじ2/3	(トマトケチャップ10gの塩分は0.4g)
	塩　1.5	小さじ1/3弱	・食塩制限10gの方や家族の方は塩分を加えてもよい。
	こしょう	少々	
	パセリ	少々	
とうもろこしのサラダ	サニーレタス　20		・とうもろこしは冷凍でもよい
	とうもろこし　60	1/2本	・とうもろこし60gはごはん軽く1/2杯に相当する。
	さやいんげん　20		
	トマト　30	1/6個	
	たまねぎ　10		
	サラダ油　3	小さじ3/4	・塩分が少ないですがとうもろこしの甘味でおいしく食べられます。
	酢　5	小さじ1	
	塩　0.3	少々	・1,400 kcal以下の場合はサラダ油を使わず酢じょうゆにかえる。
	こしょう	少々	

作り方

チキンライス（昼食）

① とりむね肉は皮なしを用い、1 cmぐらいの角切りにします。
② たまねぎは7〜8 mmの角切り、マッシュルーム（缶）は4つ割りにします。
③ グリーンピースは茹でておきます。冷凍のものは常温に戻します。
④ フライパンに油を熱し、たまねぎをすきとおるまで炒めます。
⑤ ④にとり肉、マッシュルームを加えて炒め、塩1gとこしょうで調味します。
⑥ ⑤にほぐしたごはんを加えて手早く炒め、トマトケチャップ、塩0.5g、こしょうで調味、グリーンピースを加えて仕上げます。
＊残りごはんがあれば簡単にできます。

「夕食」

献立名	材料名　分量 g	めやす量	献立調理アドバイス
ごはん	ごはん　200	茶わん軽く2杯	・1,400 kcal の場合はごはんを150 gに減らす。
かつおと焼き 　豆腐のとも煮	かつお　70 酒　5 焼き豆腐　100 さやえんどう　3 しょうが みりん　7 酒　7 しょうゆ　10 だし汁　40 ml	1切れ 小さじ1 2/5丁 少々 小さじ1 大さじ1/2 大さじ1/2 適量	・食塩制限10 gの方や家族の方にはみそ汁（塩分1.5 gぐらい）やすまし汁（塩分1 gぐらい）を加えるとよい。 （しょうゆ10 gの塩分は1.5 g）
はくさいの 　あえもの	はくさい　100 塩　1 砂糖　2 酢　7 ごま油　3 赤とうがらし	1枚 小さじ1/5 小さじ2/3 大さじ1/2 小さじ3/4 少々	
くだもの	かき　80	1/2個	・くだものは季節の好みのものを。

作り方

とうもろこしのサラダ（昼食）
① サニーレタスは洗って適当な大きさにちぎっておきます。
② とうもろこしは蒸すか茹でるかして、粒を芯からはずします。
③ さやいんげんは茹でて、2〜3 cm長さに切ります。
④ トマトは1.5 cmぐらいの角切りにします。
⑤ たまねぎはみじん切りにして水にさらし、ガーゼに包んでしぼります。
⑥ ボールにサラダ油、酢、塩、こしょうを合わせ、たまねぎのみじん切りを加えます。
⑦ ⑥にとうもろこし、さやいんげん、トマトを加え、さっと混ぜ、サニーレタスの上に盛ります。
＊塩分が少ないので塩は食べる寸前に上からかけてもよい。

かつおと焼き豆腐のとも煮（夕食）
① かつおの切り身は酒をふっておきます。
② 焼き豆腐は2個か3個に切ります。
③ さやえんどうは茹でておきます。
④ しょうがは半分スライスし、残りは千切りします
⑤ なべにだし汁、みりん、酒、しょうゆを合わせて煮立たせ、しょうがのスライスとかつおを入れて煮立ったら弱火にしてゆっくり煮て味をしみこませます。
⑥ ⑤の煮汁をとってだし汁をたして、焼き豆腐を煮含めます。
⑦ 器にかつおと焼き豆腐を盛り合わせ、さやえんどうをそえ、しょうがを天盛りにします。

はくさいのあえもの（夕食）
① はくさいは5〜6 cm長さのたんざくに切り、塩をふっておきます。
② 赤とうがらしは種をだします。
③ ボールに砂糖、酢をあわせます。
④ はくさいをもみ、水気をきって③に加えます。
⑤ なべに赤とうがらしとごま油を入れて煮立たせ、④に混ぜ合わせます。
＊半日以上漬け込むとおいしい。

1 日献立

1,800 kcal・食塩 7 g

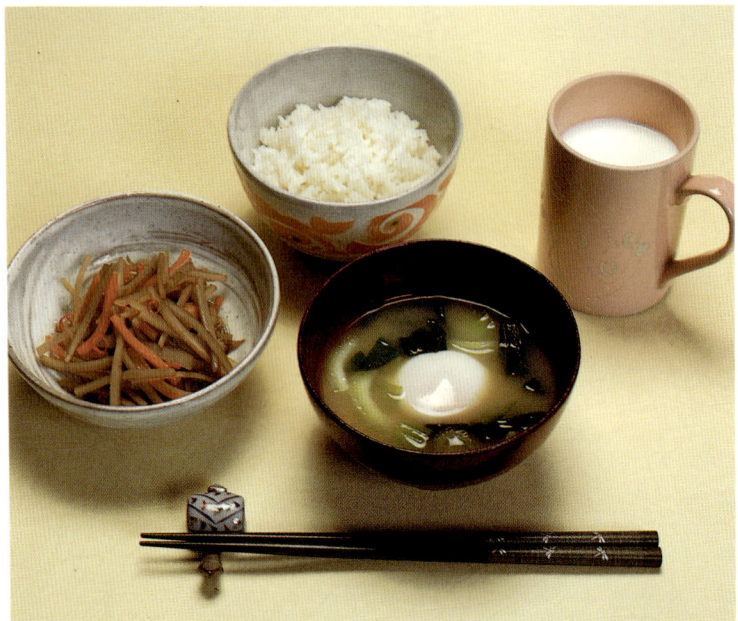

「朝食」
ごはん
卵入りみそ汁
きんぴらごぼう
牛乳

エネルギー 605 kcal
たんぱく質　21.0 g
脂質　　　　16.7 g
糖質　　　　88.0 g
塩分　　　　 2.4 g

「昼食」
しゃぶそば
くだもの

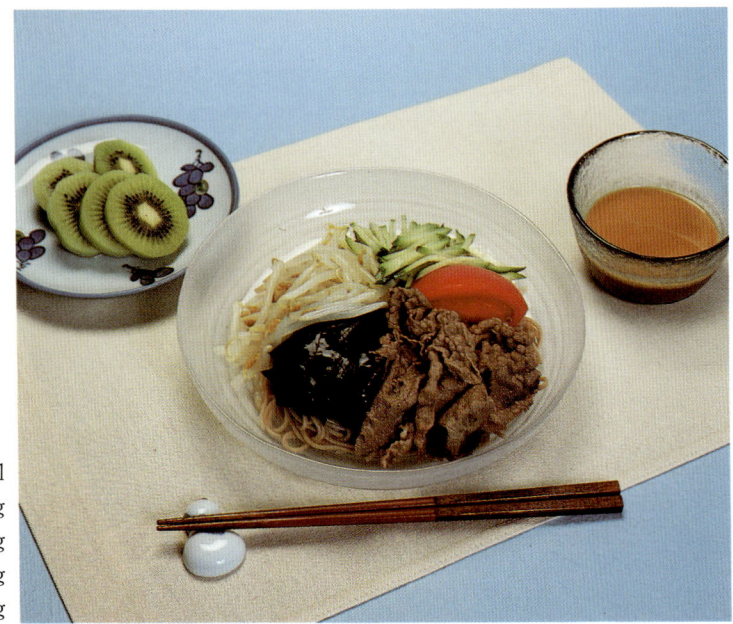

エネルギー 568 kcal
たんぱく質　30.0 g
脂質　　　　14.1 g
糖質　　　　79.5 g
塩分　　　　 2.5 g

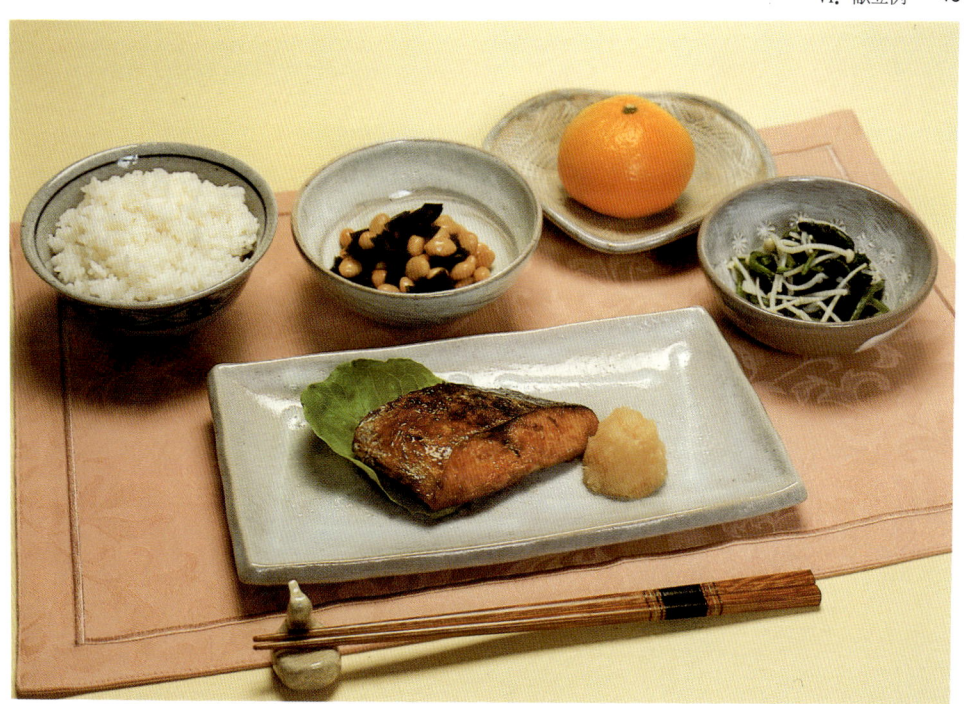

「夕食」
ごはん
なべてり焼き
大豆とこんぶの煮もの
青菜のわさびあえ
くだもの

朝食—卵入りみそ汁ときんぴらごぼう、朝ごはんらしい献立です。
昼食—肉と野菜がたっぷりのしゃぶそばです。この一品でバランスは満点です。
夕食—しょうゆにつけた魚を油で焼ました。味が濃厚になるのでごはんが食べやすくなります。

エネルギー	632 kcal
たんぱく質	31.4 g
脂質	15.0 g
糖質	92.0 g
塩分	2.1 g

1日合計
エネルギー	1,805 kcal
たんぱく質	82.4 g
脂質	45.8 g
糖質	259.5 g
塩分	7.0 g
コレステロール	336 mg

「朝食」

献立名	材料名　分量 g	めやす量	献立調理アドバイス
ごはん	ごはん　200	茶わん軽く2杯	・1,400 kcal～1,600 kcal の場合はごはんを150 gに減らす。
卵入りみそ汁	卵　50	1個	
	チンゲンツァイ　30		
	みそ　10	大さじ1/2	(みそ10 gの塩分は1.2 g)
	だし汁　80 ml	2/5カップ	・家族の方はみそを増してもよい。
きんぴらごぼう	ごぼう　60	1/3本	・ごぼうの他、れんこん、だいこん、ぜんまい、ひじき、こんにゃくなど。
	にんじん　10		
	油　3	小さじ3/4	
	砂糖　2	小さじ2/3	
	しょうゆ　5	小さじ1弱	(しょうゆ5 gの塩分は0.8 g)
	赤唐辛子	少々	
	だし汁　20 ml	適量	
牛乳	牛乳　200 ml	1カップ	・牛乳は間食にしてもよい。

「昼食」

献立名	材料名　分量 g	めやす量	献立調理アドバイス
しゃぶそば	干しそば　80		・そばには塩分は含まれません。
	牛もも肉　60		・干しそば80 gはごはん200 gと同じエネルギーです。
	もやし　50	1カップ弱	・1,400 kcal の場合はそばを60 gに減らし、ピーナツバターは使わないようにします。
	きゅうり　30	1/3本	
	トマト　30	1/6個	
	生わかめ　10		(生わかめ10 gの塩分は0.2 g)
	ピーナツバター　10	大さじ2/3	・生わかめは水でよく洗う
	ごま油　3	小さじ3/4	・つけ汁は食べる寸前にそばにかけて食べるとよい。
	砂糖　3	小さじ1	
	みりん　10	大さじ1/2	
	酢　5	小さじ1	
	しょうゆ　15	大さじ1弱	(しょうゆ15 gの塩分は2.3 g)
	だし汁　50 ml	1/4カップ	
くだもの	キウイフルーツ　80	1個	

作り方

卵入りみそ汁（朝食）
① チンゲンツァイは2 cmぐらいに切ります。
② だし汁を煮たてた中にチンゲンツァイを入れてひと煮立ちさせます。
③ ②に殻を割った卵を静かに落とし入れ、好みのかたさに煮ます。
④ みそをだし汁少量で溶き、③に流し入れます。
＊みそが少ないのでみそを入れる際、だし汁の量を調節して好みの味にします。

きんぴらごぼう（朝食）
① ごぼう、にんじんは荒い千切りにします。
② 赤とうがらしは種をだして、小口切りにします。
③ なべに油を熱し、赤とうがらしを加えてごぼうを炒め、だし汁を加えて煮ます。
④ 七分どおり煮えたらにんじんを加え、砂糖、しょうゆで調味し、煮汁がなくなるまで煮ます。
＊炒め煮や煮ものは調味の塩分が少ないので、煮汁を残さないように煮ます。

「夕食」

献立名	材料名	分量 g	めやす量	献立調理アドバイス
ごはん	ごはん	200	茶わん軽く2杯	・1,400 kcal〜1,600 kcalの場合
なべてり焼き	さわら	70	1切れ	はごはんを150 gに減らす。
	みりん	2	小さじ1/3	・魚はきんめだい、さけなど。
	しょうゆ	5	小さじ1弱	
	油	3	小さじ3/4	
	だいこん	30		
	しょうゆ	2	小さじ1/3	・糖尿病の方は大豆の煮ものの砂
	サラダ菜	5	1枚	糖は人工甘味料にかえる。
大豆とこんぶの	大豆	20	1/6カップ	
煮もの	こんぶ		少々	・食塩制限10 gの方や家族の方
	砂糖	5	大さじ1/2	はすまし汁などを加える。
	しょうゆ	2	小さじ1/3	
	水		適量	
青菜のわさびあえ	ほうれんそう	70		・減塩食のあえものにはわさびや
	えのきたけ	20		からし、しょうがなどの香辛料を
	粉わさび		少々	使うと塩分が少なくても食べやす
	酢	4	小さじ1弱	くなる。
	しょうゆ	3	小さじ1/2	
くだもの	みかん	100	1個	(この献立のしょうゆ12 gの塩分は1.8 g)

作り方

　しゃぶそば（昼食）
① そばは食べる寸前に茹でます。
② 牛もも肉はしゃぶしゃぶ用を用います。なべにたっぷりの湯をわかし、沸騰した中に肉を1枚ずつ入れ、さっと茹でて冷水につけ、ざるにあげておきます。
③ もやしは根をとって茹で、冷まします。
④ きゅうりは千切りにします。
⑤ トマトはくし型に切ります。
⑥ 生わかめは水でよく洗い、適当な大きさに切ります。
⑦ ボールにピーナツバター、ごま油、砂糖、みりん、酢、しょうゆ、だし汁を合わせ、よく混ぜてつけ汁用の器に分けます。なめらかにならない場合は弱火にかけて溶かして冷ます。
⑧ 器にそばを盛り、上に牛肉、もやし、きゅうり、トマト、生わかめを盛ります。
＊つけ汁はそばに混ぜて食べる。

　なべてり焼き（夕食）
① みりん、しょうゆを合わせてさわらを30分ぐらいつけます。
② フライパンに油をを熱して魚を焼きます。
③ だいこんはおろしてしょうゆを混ぜます。
④ 器にサラダ菜をしいて、魚を盛り、だいこんおろしをそえます。
＊だいこんおろしのしょうゆはかけじょうゆにすると塩分を強く感じる。

　青菜のわさびあえ（夕食）
① ほうれんそうはたっぷりの湯で茹でて、3 cmぐらいの長さに切ります。
② えのきたけはさっと湯通して冷まします。
③ 粉わさびをぬるま湯で溶いてしょうゆと合わせ、ほうれんそうとえのきたけをあえます。

1,800 kcal・食塩 7 g

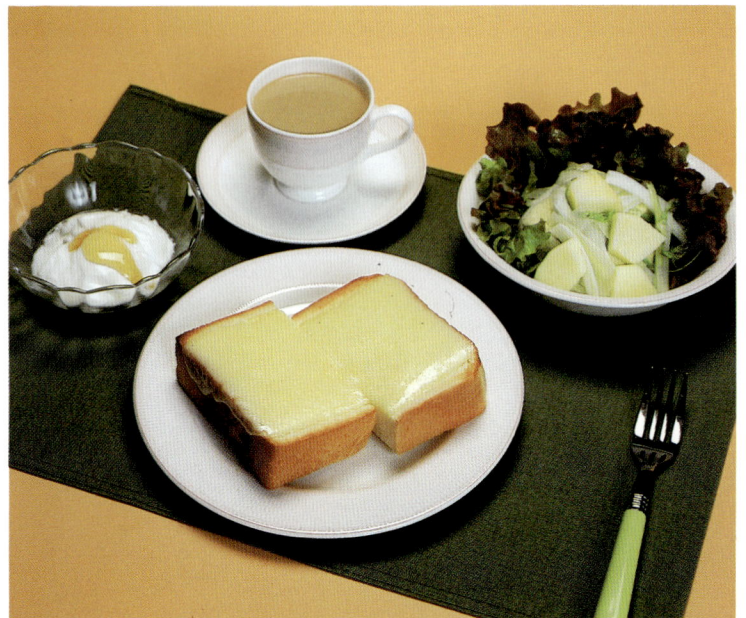

「朝食」
チーズトースト
はくさいとりんごの
　　　　　サラダ
カフェオレ
ヨーグルト

エネルギー　545 kcal
たんぱく質　　21.5 g
脂質　　　　　19.7 g
糖質　　　　　70.8 g
塩分　　　　　　2.4 g

「昼食」
ごはん
とり肉とピーマンの
　　　　　油炒め
ポテトシャリシャリ
　　　　　サラダ
くだもの

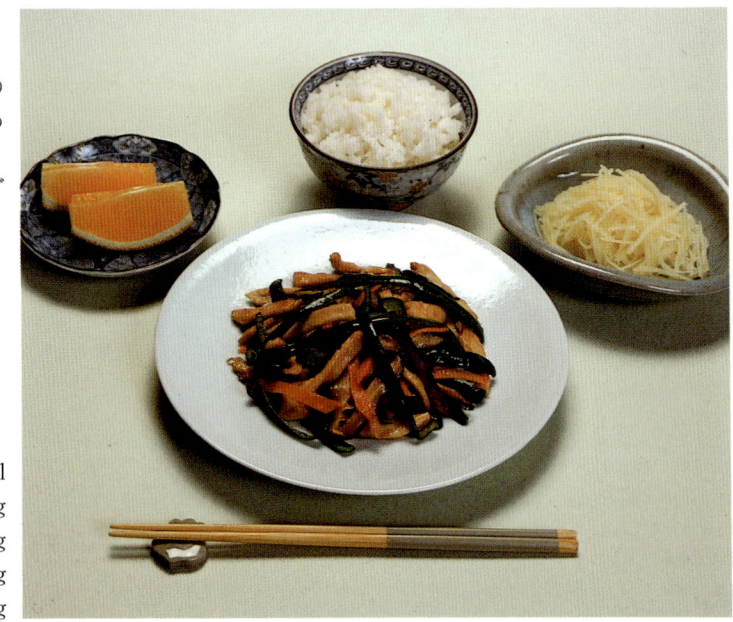

エネルギー　575 kcal
たんぱく質　　23.0 g
脂質　　　　　11.9 g
糖質　　　　　92.6 g
塩分　　　　　　2.3 g

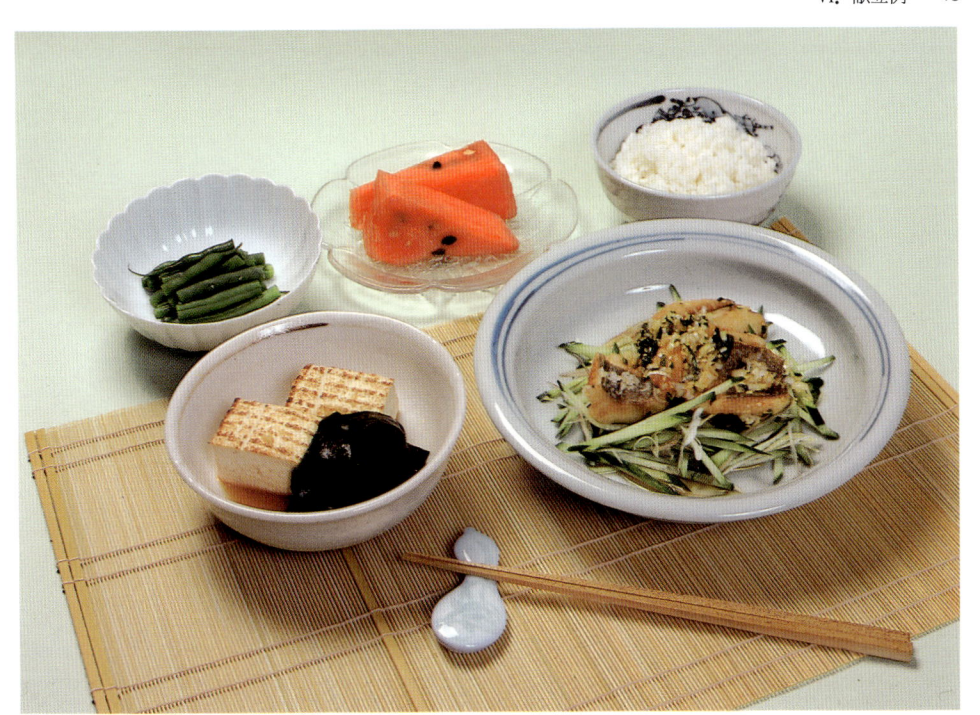

「夕食」
ごはん
いさきのから揚げ
焼き豆腐のしょうが煮
いんげんの浸し
くだもの

朝食—パンにスライスチーズをのせてトーストしました。たまねぎやトマトをのせてピザ風にしてもよいでしょう。
昼食—とり肉とピーマンの中国風の炒めもの、青椒鶏片です。強火で手早く炒めます。
夕食—から揚げした魚に香りのよいみょうがやしその葉がよくあいます。食欲が進むでしょう。

エネルギー	630 kcal
たんぱく質	29.3 g
脂質	15.6 g
糖質	89.4 g
塩分	2.3 g

1日合計

エネルギー	1,750 kcal
たんぱく質	73.8 g
脂質	47.2 g
糖質	252.8 g
塩分	7.0 g
コレステロール	133 mg

「朝食」

献立名	材料名 分量g	めやす量	献立調理アドバイス
チーズトースト	食パン 100	4枚切り1枚	・パン100gはごはん180gと同じエネルギー。(塩分は1.3g)
	チーズ 25	うす切り1.5枚	
はくさいとりんごのサラダ	サニーレタス 20		・1,400 kcalの場合はパンを60gに減らす。(塩分は0.8g)
	はくさい 60		(チーズ25gの塩分は0.7g)
	セロリー 20		
	りんご 50	中1/4個	・りんごの酸味で塩分が少なくても食べられます。食塩制限10gの方や家族の方は塩をたしてもよい。
	サラダ油 3	小さじ3/4	
	酢 5	小さじ1	
	塩 0.2	少々	・塩少々は耳かき2杯ぐらい。
	こしょう	少々	
カフェオレ	牛乳 100 ml	1/2カップ	・牛乳100 mlはプレーンヨーグルト100 mlと同じエネルギー。
	コーヒー 50 ml	1/4カップ	
ヨーグルト	プレーンヨーグルト 100	1/2カップ	・調理に砂糖を多く使った場合や糖尿病の場合ははちみつをさける。
	はちみつ 5	小さじ2/3	

「昼食」

献立名	材料名 分量g	めやす量	献立調理アドバイス
ごはん	ごはん 200	茶わん軽く2杯	・1,400 kcal～1,600 kcalの場合はごはんを150gに減らす。
とり肉とピーマンの油炒め	とりむね肉皮なし 60		
	しょうゆ 5	小さじ1弱	
	かたくり粉 5	大さじ1/2	
	油 3	小さじ3/4	
	ピーマン 60	2個	・野菜は他にたけのこ、セロリーなど好みの野菜を。
	にんじん 20	1/10本	
	干ししいたけ 3	1枚	・とり肉の他、牛や豚のもも肉でもよい。
	油 4	小さじ1	
	砂糖 1	小さじ1/3	
	塩 0.5	小さじ1/10	
	しょうゆ 3	小さじ1/2	
ポテトシャリシャリサラダ	じゃがいも 80	小1個	・糖尿病の方は焼きいもや茹でとうもろこしにかえてもよい。
	サラダ油 2	小さじ1/2	
	酢 5	小さじ1	
	塩 0.5	小さじ1/10	
	こしょう	少々	
くだもの	オレンジ 50	1/4個	(この献立のしょうゆ8gの塩分は1.2g)

作り方

とり肉とピーマンの油炒め（昼食）

① とりむね肉は、荒い千切りにして、しょうゆにつけておきます。
② ピーマンは種を取って5 mm幅に切ります。
③ にんじんは5 mm幅のうすいたんざくに切ります。
④ 干ししいたけは水に戻し、5 mm幅に切ります。
⑤ フライパンに半量の油を熱し、とり肉にかたくり粉をまぶして炒め、とりだしておきます。
⑥ フライパンに残りの油をたしてあたため、ピーマン、にんじん、しいたけを加えて炒めます。
⑦ 砂糖、塩、しょうゆで調味し、とりだしておいたとり肉を混ぜ合わせます。

「夕食」

献立名	材料名　分量 g	めやす量	献立調理アドバイス
ごはん	ごはん　200	茶わん軽く2杯	・1,600 kcalの場合はごはんを150 gに減らす。
いさきのから揚げ	いさき　70	1切れ	
	こしょう	少々	・1,400 kcalの場合はごはんを150 gに減らし、いさきのから揚げをさしみや塩焼きにかえます。
	かたくり粉　5	大さじ1/2	
	揚げ油　5		
	きゅうり　50	1/2本	・野菜はだいこん、にんじん、もやし、セロリーなど。
	みょうが　10	1個	
	ねぎ　10		・から揚げの油の吸収量は7 %で計算。
	しその葉	1枚	
	しょうが	少々	
	砂糖　2	小さじ2/3	
	酒　2	小さじ2/5	
	酢　4	小さじ1弱	
	しょうゆ　6	小さじ1	
焼き豆腐の　しょうが煮	焼き豆腐　100	2/5丁	・焼き豆腐は豆腐でもよい。（生わかめ10 gの塩分は0.2 g）
	生わかめ　10		
	砂糖　2	小さじ2/3	
	酒　3	小さじ3/5	
	しょうゆ　6	小さじ1	
	だし汁　30 ml	適量	
	しょうが	少々	・食塩制限10 gの方や家族の方はみそ汁やすまし汁を加える。
いんげんのひたし	さやいんげん　50		
	しょうが	少々	
	しょうゆ　1	小さじ1/6	
くだもの	すいか　150		（この献立のしょうゆ13 gの塩分は2.0 g）

作り方

ポテトのシャリシャリサラダ（昼食）
① じゃがいもは千切りにして、水にさらし、ざるにとります。
② なべに湯をわかし、じゃがいもをさっと茹でます。
③ サラダ油、酢、塩、こしょうを合わせて、じゃがいもをあえます。
＊じゃがいもの歯ざわりが残るように茹でるのがコツ。

いさきのから揚げ（夕食）
① いさきは3つに切って、こしょうをふります。
② きゅうりは千切り、みょうがはうす切りにしてさっと混ぜておきます。
③ ねぎ、しょうがは荒いみじん切り、しその葉は千切りにします。
④ 砂糖、酒、酢、しょうゆを合わせ、③を混ぜ合わせます。
⑤ なべに油を熱し、いさきにかたくり粉をまぶして揚げ、④の中につけ込みます。
⑥ 器にきゅうりとみょうがを平らに盛り、上に⑤を盛ります。

焼き豆腐のしょうが煮（夕食）
① 焼き豆腐は2つに切り、生わかめは水で洗って、適当な大きさに切ります。
② しょうがはおろします。
③ なべに砂糖、酒、しょうゆ、だし汁を合わせて煮立たせ、焼き豆腐を煮ます。
④ 焼き豆腐に味がしみたら生わかめを加え、ひと煮立ちさせます。
⑤ 火を消す寸前におろししょうがを加えます。

1,800 kcal・食塩 7 g

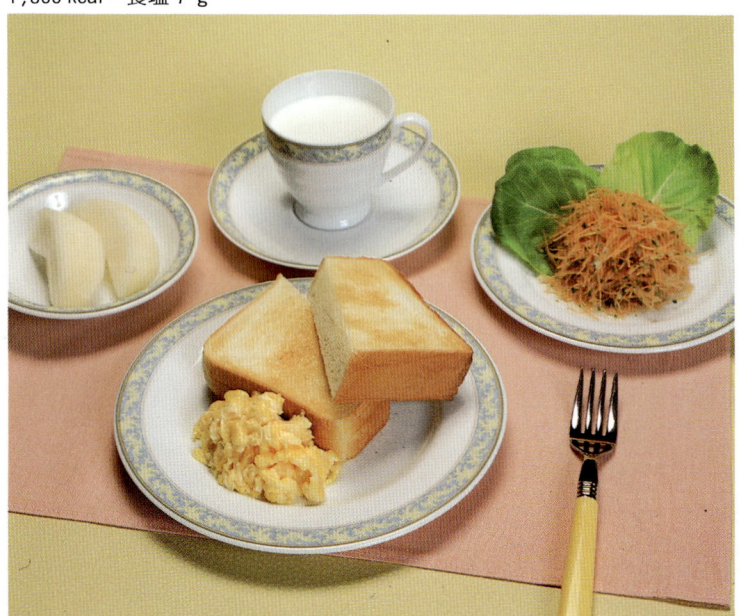

「朝食」
トースト
スクランブルエッグ
にんじんのサラダ
牛乳
くだもの

エネルギー 585 kcal
たんぱく質　21.9 g
脂質　　　　22.6 g
糖質　　　　72.3 g
塩分　　　　 2.5 g

「昼食」
ごはん
西京焼き
いりつけ豆腐
青菜のあえもの

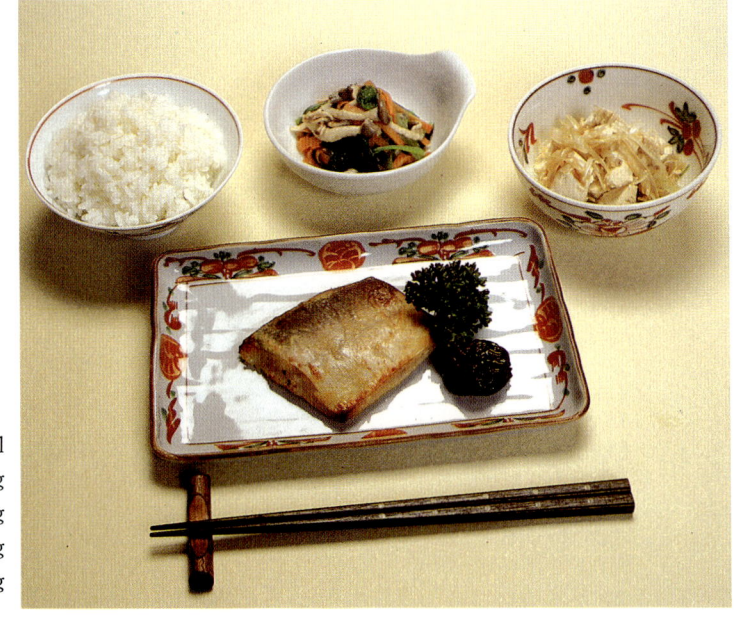

エネルギー 588 kcal
たんぱく質　29.8 g
脂質　　　　15.7 g
糖質　　　　81.9 g
塩分　　　　 2.6 g

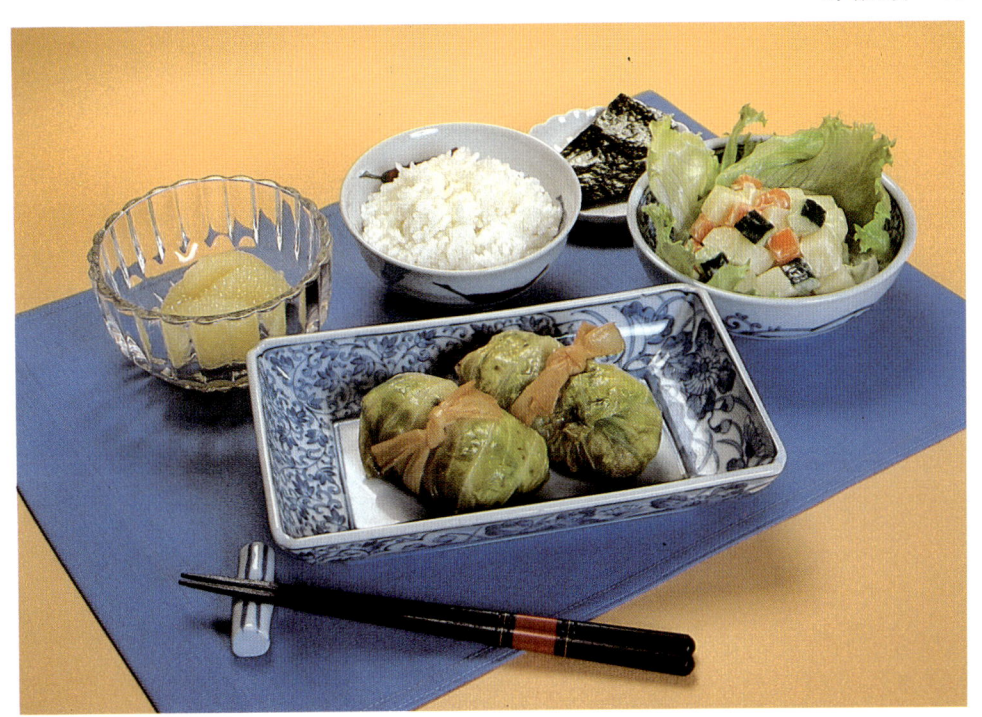

「夕食」
ごはん（味付けのり）
きゃべつの巻き煮
マセドアンサラダ
くだもの

朝食―トーストにスクランブルエッグをのせて召し上がってください。
昼食―まながつおを西京みそにつけて焼きます。市販のものよりうす味です。
夕食―ロールきゃべつを和風にしました。軟らかく煮込んであたたかいうちに食べましょう。

エネルギー	598 kcal
たんぱく質	22.2 g
脂質	10.7 g
糖質	104.4 g
塩分	1.9 g

1日合計
エネルギー	1,771 kcal
たんぱく質	73.9 g
脂質	49.0 g
糖質	258.6 g
塩分	7.0 g
コレステロール	297 mg

1日献立

「朝食」

献立名	材料名　分量g	めやす量	献立調理アドバイス
トースト	食パン　100	4枚切り1枚	（パン100gの塩分は1.3g）
スクランブルエッグ	卵　50	1個	・1,400 kcalの場合はパンを60gに減らす。（塩分は0.8g）
	牛乳　10	少々	
	マーガリン　4	小さじ1	（マーガリン4gの塩分は0.1g）
	塩　0.2	少々	・塩少々は耳かき2杯ぐらい。
	こしょう	少々	
にんじんのサラダ	サラダ菜　10	2枚	
	にんじん　50	1/4本	・サラダの野菜は好みのものを
	たまねぎ　10		
	パセリ	少々	
	サラダ油　3	小さじ3/4	・糖尿病1,400 kcal以下の場合は油を使わず、酢じょうゆにかえる。
	酢　5	小さじ1	
	塩　0.5	小さじ1/10	
	こしょう	少々	
牛乳	牛乳　200 ml	1カップ	
くだもの	なし　100	1/2個	・くだものはしゅんの好みのものを

「昼食」

献立名	材料名　分量g	めやす量	献立調理アドバイス
ごはん	ごはん　200	茶わん軽く2杯	・1,400 kcal〜1,600 kcalの場合はごはんを150gに減らす。
西京焼き	まなかつお　70	1切れ	
	塩　0.5	小さじ1/10	
	砂糖　1	小さじ1/3	
	西京みそ　10	大さじ1/2	（西京みそ10gの塩分は0.6g）
	酒　2	小さじ2/5	・魚は他にさわら、まぐろ、さけ、ぎんだらなど
	プルーン　10	1個	
	紅茶	少々	
	パセリ	少々	
いりつけ豆腐	とうふ　100	1/3丁	
	ねぎ　20		
	しょうが	少々	
	油　2	小さじ1/2	
	しょうゆ　5	小さじ1弱	
	花がつお	少々	
青菜のあえもの	こまつな　40		・野菜は好みのものを
	にんじん　20		
	しめじたけ　20		
	ごま油　1	小さじ1/4	
	しょうゆ　3	小さじ1/2	（この献立のしょうゆ8gの塩分は1.2g）

作り方

にんじんのサラダ（朝食）

① にんじんは好みの太さの千切りにします。
② たまねぎ、パセリは各々みじん切りにして、水にさらしてしぼっておきます。
③ ボールにサラダ油、酢、塩、こしょうを合わせ、たまねぎ、パセリを混ぜ、にんじんをあえ、サラダ菜の上に盛ります。

「夕食」

献立名	材料名　分量 g	めやす量	献立調理アドバイス
ごはん	ごはん　200	茶わん軽く2杯	・1,400 kcal～1,600 kcal の場合はごはんを 150 g に減らす。
	味付けのり　2		（味付けのり 2 g の塩分は 0.1 g）
きゃべつの巻き煮	きゃべつ　100	2枚	
	とりひき肉　30		
	豆腐　50	1/6丁	
	たまねぎ　20	1/10個	・とりひき肉は脂肪の少ないものを用いること。
	干ししいたけ　2	1枚	
	牛乳　3	少々	
	かたくり粉　3	小さじ1	・食塩制限 10 g の方や家族の方はスープやみそ汁を加える。
	塩　0.5	小さじ1/10	
	こしょう	少々	
	マーガリン　3	小さじ3/4	（マーガリン 3 g の塩分は 0.1 g）
	塩　0.5	小さじ1/10	・洋風にはトマトケチャップとソースで味付けします。
	しょうゆ　3	小さじ1/2	
	だし汁　70 ml	1/3カップ	（しょうゆ 3 g の塩分は 0.5 g）
マセドアンサラダ	レタス　20	1枚	・じゃがいもはさつまいも、マカロニ、かぼちゃなどでもよい。
	じゃがいも　100	中1個	
	にんじん　10		・マヨネーズハーフ 10 g のエネルギーは約 30 kcal。（塩分は 0.3 g）
	きゅうり　10		
	マヨネーズハーフ　10	大さじ3/4	・糖尿病 1,400 kcal 以下の方はマヨネーズハーフを使わない。じゃがいもは茹でて塩をふるとよい。
	こしょう	少々	
くだもの	グレープフルーツ　100	1/2個	

作り方

西京焼き（昼食）
① 魚の切り身は塩をふって 30 分ぐらいおきます。
② 砂糖、西京みそ、酒を合わせ、①の魚にまぶしてバットに並べます。
③ 魚焼き器を熱し、②を弱火で焼きます。
④ プルーンは紅茶液につけ、弱火で煮ます。
＊みその量が少ないので魚にぬりつけるようにします。

いりつけ豆腐（昼食）
① 豆腐は水気を切り、1 cm ぐらいの厚さに切ります。
② ねぎ、しょうがは千切りにします。
③ フライパンに油を熱し、しょうがを炒め、ねぎを加えてさっと炒めます。
④ ③に豆腐を加え、強火で炒め、しょうゆを流し入れ、花がつおをまぶします。

きゃべつの巻き煮（夕食）
① なべにたっぷりの湯を沸かし、きゃべつを丸ごと茹で、1 枚ずつ葉をはがし、芯をとります。
② 豆腐は水を切ってしぼっておきます。
③ たまねぎはみじん切り、干ししいたけは水に戻してみじん切りにします。
④ かんぴょうは水によく戻します。
⑤ とりひき肉、豆腐、③、牛乳、かたくり粉、塩、こしょうをよく混ぜ合わせます。
⑥ きゃべつをひろげ、⑤を包み、かんぴょうでしばります。（1 人分 2 個）
⑦ なべに⑥を並べ、だし汁、マーガリン、塩、しょうゆを加えて弱火で 1 時間ぐらい煮ます。
＊煮汁は残らないように煮詰めます。

魚料理の献立

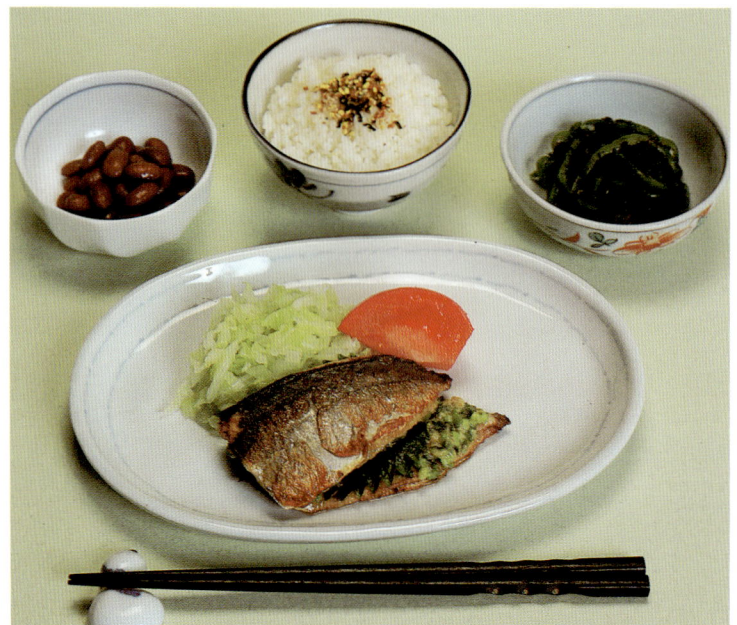

ごはん（ふりかけ）
あじのあわせ焼き
うずら豆甘煮
ピーマンのごま漬け

エネルギー　606 kcal
たんぱく質　26.2 g
脂質　　　　12.6 g
糖質　　　　91.2 g
塩分　　　　 2.1 g

ごはん
魚の香り焼き
切り干しだいこんの
　　　　　炒め煮
青菜の浸し
くだもの

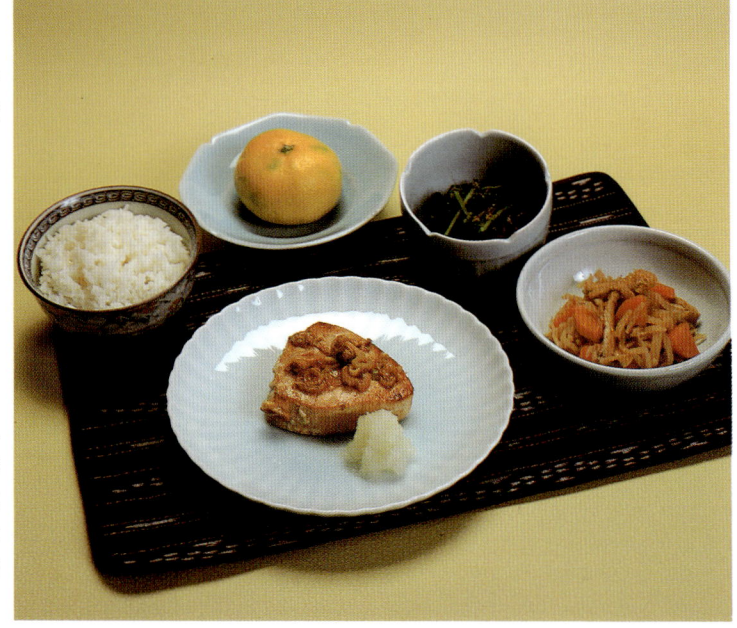

エネルギー　619 kcal
たんぱく質　31.0 g
脂質　　　　13.0 g
糖質　　　　92.4 g
塩分　　　　 2.5 g

ごはん
あじの酢油煮
煮奴
ナムル
くだもの

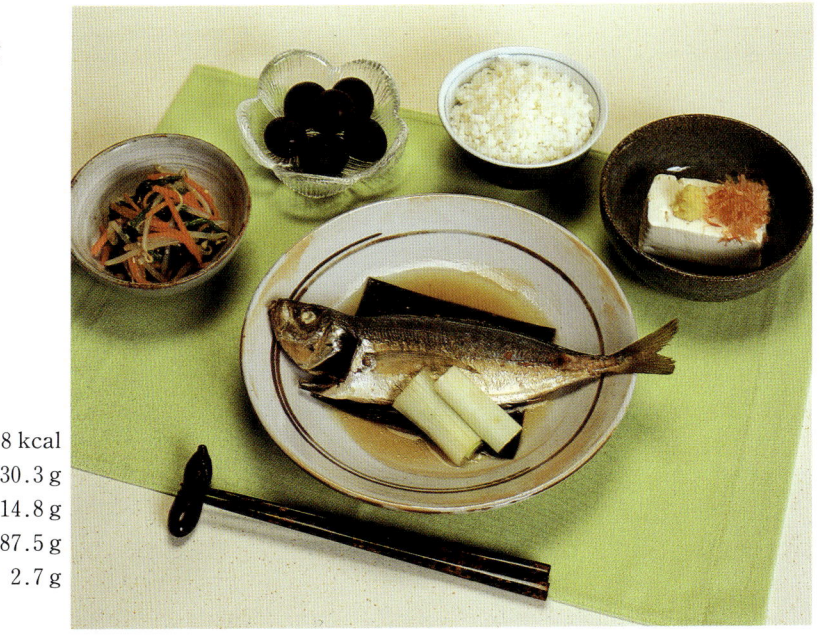

エネルギー 608 kcal
たんぱく質　30.3 g
脂質　　　　14.8 g
糖質　　　　87.5 g
塩分　　　　 2.7 g

魚および魚料理①

栄養：魚には主に私たちの身体の血液や筋肉の成分になるたんぱく質が多く含まれています。また，いわし，さば，はまちなどの脂肪の多い魚には動脈硬化を予防するといわれる EPA（イコサペンタエン酸）や DHA（ドコサヘキサエン酸）などの多価不飽和脂肪酸も多く含まれています。

必要量：魚は種類が多く，それぞれのおいしさがあります。しゅんの新鮮なものを毎日1切れ（70 g ぐらい）食べるようにします。脂肪が多いほどエネルギーが多くなります。たとえば1切れ（70 g）で比べるとひらめは 64 kcal，あじは 101 kcal，ぶりは 180 kcal です。いろいろな種類の魚をとるとよいでしょう。ただし，糖尿病などでエネルギー制限がある場合はエネルギーの多い魚を選ぶと分量が少なくなります。

献立：魚料理が主菜の献立は副菜に豆腐料理かいも料理を組み合わせ，さらに野菜料理を組み合わせるのが基本です。豆腐類やいも類は煮ものや炒めものに，野菜は浸しやあえもの，酢のものなどにします。また，魚のあんかけのように魚にたっぷりの野菜を使う料理の場合，副菜は豆腐料理かいも料理だけでバランスがよくなります。品数を増やすと塩分も増える場合が多いので注意します。

あじのはさみ焼きの献立

献立名	材料名 分量g	めやす量	献立調理アドバイス
ごはん	ごはん　200	茶わん軽く2杯	（ふりかけ1gの塩分は0.1g）
	ふりかけ　1	少々	
あじのはさみ焼き	あじ　70	1尾	・香りのよい野菜とみそを合わせて、あじにはさんで焼きました。ごはんによく合います。 ・あじ70g（1尾）は頭骨付きで130g程度です。 （みそ6gの塩分は0.7g）
	万能ねぎ　10		
	しょうが	少々	
	みりん　3	小さじ1/2	
	酒　3	小さじ3/5	
	みそ　6	小さじ1	
	七味とうがらし	少々	
	しその葉	2枚	
	油　3	小さじ3/4	
	きゃべつ　70		
	しょうゆ　3	小さじ1/2	
	だし汁　10 ml	少々	
	トマト　30	1/6個	
うずら豆甘煮	うずら豆　20	1/7カップ	・うずら豆の他、いんげん豆、かぼちゃ、さつまいも、さといも。 ・糖尿病の方はうずら豆の砂糖を人工甘味料にかえる。
	砂糖　6	大さじ2/3	
	塩　0.2	少々	
ピーマンの　　ごま漬け	ピーマン　50	2個	・ピーマンの他、にんじんでもよい。 （この献立のしょうゆ5gの塩分は0.8g）
	ごま油　1	小さじ1/4	
	しょうゆ　2	小さじ1/3	
	黒ごま　3	小さじ1	

魚の香り焼きの献立

献立名	材料名 分量g	めやす量	献立調理アドバイス
ごはん	ごはん　200	茶わん軽く2杯	
魚の香り焼き	かじき　70	1切れ	・魚にねぎの香りがマッチします。その他、ゆず、木の芽、しょうが、ごまなどを加えていろいろな味を楽しみましょう。魚は好みのものを用いる。
	ねぎ　10		
	しょうゆ　5	小さじ1弱	
	油　3	小さじ3/4	
	だいこん　30		
	砂糖　1	小さじ1/3	
	酢　3	小さじ3/5	
	塩　0.3	少々	・塩少々は耳かき2杯ぐらい。
切り干しだいこんの炒め煮	切り干しだいこん　10		・切り干しだいこんの炒め煮は切り干しだいこんを水につけてもどし、にんじんは5mm厚さのいちょうか半月切り。油揚げは湯通しして5mm幅に切る。油で炒め、だし汁、調味料で煮ます。
	にんじん　30	1/7本	
	油揚げ　10	1/3枚	
	油　3	小さじ3/4	
	砂糖　2	小さじ2/3	
	しょうゆ　5	小さじ1弱	
	だし汁　30 ml	適量	
青菜の浸し	モロヘイア　70		・青菜は好みのものを。 （この献立のしょうゆ13gの塩分は2.0g）
	しょうゆ　3	小さじ1/2	
	花がつお	少々	
くだもの	みかん　100	1個	・くだものは間食にしてもよい。

あじの酢油煮の献立

献立名	材料名　分量 g	めやす量	献立調理アドバイス
ごはん	ごはん　200	茶わん軽く2杯	
あじの酢油煮	あじ　70	1尾	・あじを丸ごと弱火でじっくり煮て味をしみこませます。中国風の魚料理です。あじの他、いわし、さばなど。
	ねぎ　30		
	こんぶ	少々	
	ごま油　3	小さじ3/4	
	砂糖　3	小さじ1	・骨付きが苦手の方は三枚におろすとよい。この場合調味料は2/3程度に。
	酢　6	小さじ1強	
	しょうゆ　8	大さじ1/2	
	だし汁　60 ml	適量	
煮奴	豆腐　100	1/3丁	
	しょうが	少々	
	花がつお	少々	
	しょうゆ　2	小さじ1/3	
ナムル	ほうれんそう　40		・ナムルはだいこん、ぜんまい、わかめなども
	にんじん　20	1/10本	
	もやし　20	1/3カップ	
	ねぎ　10		・ナムルはねぎ、しょうが、赤とうがらしのみじん切り、切りごま、しょうゆを合わせ、茹でた野菜をあえます。
	しょうが	少々	
	白ごま　1	小さじ1/3	
	しょうゆ　4	小さじ2/3	
	赤とうがらし	少々	
くだもの	ぶどう　80		(この献立のしょうゆ14gの塩分は2.1g)

作り方

あじのはさみ焼き
① あじは3枚におろします。
② 万能ねぎは小口切り、しょうがはみじん切りにします。
③ みそ、みりん、酒、七味とうがらしを混ぜ、②を加えます。
④ しその葉に③を平らにのばし、あじにはさみます。
⑤ フライパンに油を熱し、魚を焼きます。

ピーマンのごま漬け
① ピーマンは種をとって千切りにし、さっと湯通しします。
② 黒ごまをいって、切ります。
③ ごま油、しょうゆを合わせて、ピーマンをあえ、黒ごまを混ぜます。

魚の香り焼き
① ねぎは小口切りにして、しょうゆと合わせ、魚をつけます。
② フライパンに油を熱し、魚を焼きます。
③ だいこんはおろして、砂糖、酢、塩であえます。
④ 器に魚を盛り、手前に③をそえます。

あじの酢油煮
① ねぎは3 cm長さに切ります。
② こんぶは水に戻します。
③ なべにだし汁、ごま油、砂糖、しょうゆ、酢を合わせて煮立たせ、こんぶをしいてあじを並べ、弱火でゆっくり煮ます。途中でねぎを加えます。

魚料理の献立

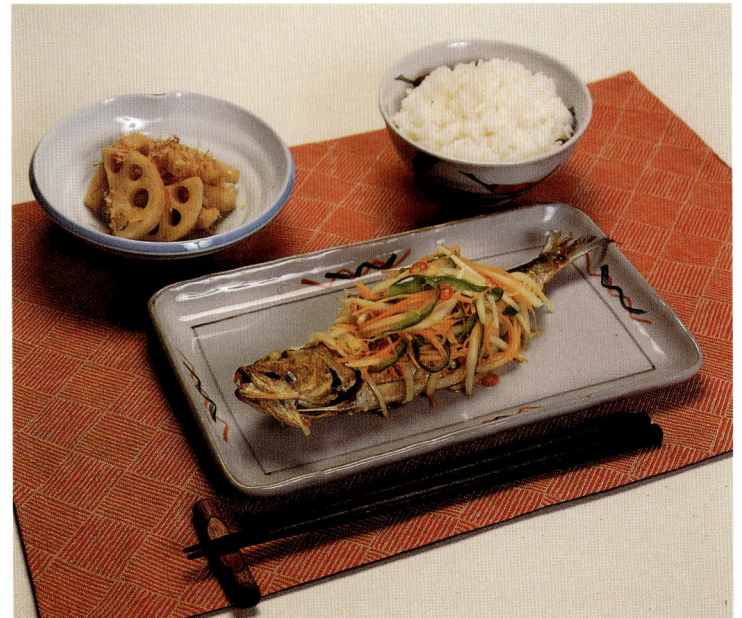

ごはん
いわしの南蛮漬け
れんこんの土佐煮

エネルギー 600 kcal
たんぱく質　22.6 g
脂質　　　　15.9 g
糖質　　　　86.7 g
塩分　　　　 2.7 g

ごはん
　（味付けのり）
かつおのソース焼き
かぼちゃの油焼き
二色巻き

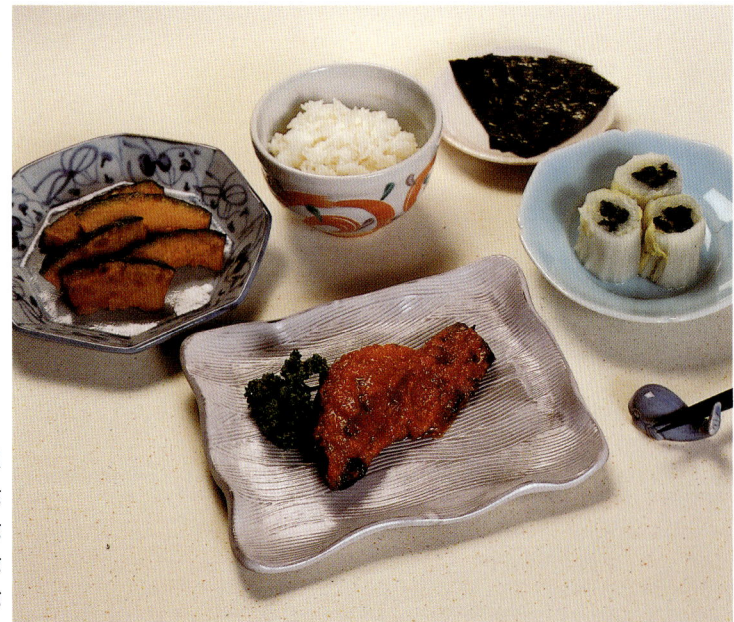

エネルギー 607 kcal
たんぱく質　29.3 g
脂質　　　　11.9 g
糖質　　　　94.1 g
塩分　　　　 2.5 g

ごはん
さけのムニエル
トマトサラダ
にんじんポタージュ

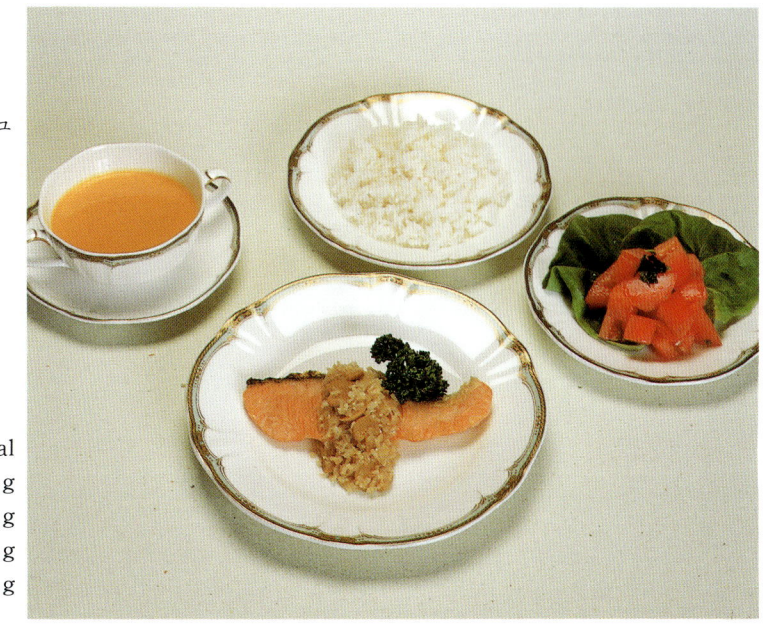

エネルギー 623 kcal
たんぱく質　24.8 g
脂質　　　　19.3 g
糖質　　　　82.1 g
塩分　　　　 2.4 g

魚および魚料理②

調理：調理は好みの方法を選びます。たいやひらめのような白身の魚はさしみ，塩焼き，煮魚，から揚げなどに，まぐろやかつおなどの赤身の魚は主にさしみや焼き物に，いわしやさばなどの脂肪の多い魚は焼き魚や煮魚にするなど魚の特徴を生かした調理をします。

味付け：主菜の魚料理は普通かやや控えめな味付けにして食べやすく調理し，副菜の豆腐類やいも類，野菜はできるだけ塩分を少なくします。豆腐やいも類，野菜料理は比較的塩分が少なくても食べやすい食品です。

不適当な食品：魚卵や内臓はコレステロールが多いので，除くようにします。コレステロールや塩分の多い小魚類（しらす干しなど），塩蔵品（かずのこ，すじこ，塩さけなど），干物類（魚干物，丸干し，みりん干しなど），つくだ煮，缶詰などはできるだけさけるようにします。たとえば，新巻きざけを1切（70 g）とると塩分は3 gぐらい，あじの干物を1枚（70 g）とると2 gぐらいの塩分になり，1日の塩分の1/3〜1/2を使ってしまいます。

いわしの南蛮漬けの献立

献立名	材料名	分量g	めやす量	献立調理アドバイス
ごはん	ごはん	200	茶わん軽く2杯	
いわしの南蛮漬け	いわし	70	1尾	・から揚げにしたいわしを野菜たっぷりの甘酢に漬けます。いわしの他、あじなど。
	塩	0.5	小さじ1/10	
	小麦粉	5	大さじ1/2	
	揚げ油	5		・骨付きが苦手な方は三枚に下ろしたり、切り身煮を用いると食べやすくなる。
	たまねぎ	30	1/7個	
	にんじん	20	1/10本	
	ピーマン	5		・から揚げの油の吸収量は7%で計算。
	砂糖	3	小さじ1	
	酢	10	大さじ2/3	
	しょうゆ	6	小さじ1	
	赤とうがらし		少々	
れんこんの土佐煮	れんこん	70		・れんこんの他、たけのこ、ふき、だいこん、こんにゃくなど。
	砂糖	1	小さじ1/3	
	しょうゆ	4	小さじ2/3	
	だし汁	20 ml	適量	
	花がつお		少々	(この献立のしょうゆ10gの塩分は1.5g)

かつおのソース焼きの献立

献立名	材料名	分量g	めやす量	献立調理アドバイス
ごはん	ごはん	200	茶わん軽く2杯	
	味付けのり	2		(味付けのり2gの塩分は0.1g)
かつおのソース焼き	かつお	70	1切れ	・おろしたたまねぎがかつおのくさみを消してくれます。
	たまねぎ	20	1/10個	
	しょうゆ	6	小さじ1	
	トマトケチャップ	10	大さじ2/3	(トマトケチャップ10gの塩分は0.4g)
	油	4	小さじ1	
	パセリ		少々	
かぼちゃの油焼き	かぼちゃ	100		・かぼちゃの他、さつまいも、じゃがいもでもよい。
	小麦粉	5	大さじ1/2	
	油	5	小さじ1強	
	塩	0.3	少々	
二色巻き	はくさい	80		・二色巻きはすだれの上に茹でたはくさいの葉を広げ、茹でたほうれんそう、千切り柚子を芯にして巻き、適当な大きさに切ります。
	ほうれんそう	30		
	ゆず		少々	
	酢	3	小さじ3/5	
	しょうゆ	5	小さじ1弱	(この献立のしょうゆ11gの塩分は1.7g)

作り方

さけのムニエル

① 魚は塩、こしょうし、小麦粉をつけて、油で焼きます。
② にんにくはみじん切り、たまねぎは荒いみじん切り、マッシュルームはスライスします。
③ なべに油を熱して ② を炒め、ぶどう酒、塩、こしょうします。
④ 器に魚を盛り、たまねぎのソースをかけます。

さけのムニエルの献立

献立名	材料名	分量 g	めやす量	献立調理アドバイス
ごはん	ごはん	200	茶わん軽く2杯	
さけのムニエル	さけ	70	1切れ	・さけのムニエルにたまねぎの
	塩	0.7	小さじ1/7	ソースをかけて目先をかえまし
	こしょう	少々		た。
	小麦粉	5	大さじ1/2	・魚は好みのものを
	油	3	小さじ3/4	・食塩制限10gの場合はごはん
	たまねぎ	30	1/7個	につけものやつくだ煮を少々補っ
	マッシュルーム	10		てもよい。
	にんにく	少々		
	油	1	小さじ1/4	
	白ぶどう酒	5	小さじ1	
	塩	0.3	少々	・塩少々は耳かき2〜3杯。
	こしょう	少々		
	パセリ	少々		
トマトサラダ	サラダ菜	10	2枚	・サラダの野菜は好みのものを。
	トマト	100	大1/2個	野菜は1食に100g以上とりま
	バジル	少々		しょう。
	サラダ油	3	小さじ3/4	
	酢	5	小さじ1	
	塩	0.5	小さじ1/10	
	こしょう	少々		
にんじんの ポタージュ	にんじん	40	1/5本	・にんじんの他にほうれんそう、
	たまねぎ	10		かぼちゃ、グリーンピースなど。
	マーガリン	3	小さじ3/4	（マーガリン3gの塩分は0.1g）
	小麦粉	2	小さじ2/3	・にんじんのポタージュは千切り
	牛乳	80 ml	2/5カップ	のたまねぎをよく炒めて、にん
	塩	0.5	小さじ1/10	じんを炒め、小麦粉をふり入れてよ
	こしょう	少々		くなじませ、水を加えて軟らかく
	水	70 ml	1/3カップ	煮る。ミキサーにかけて温めた牛
	ロリエ	少々		乳を加え、塩、こしょうで調味し
				ます。

作り方

いわしの南蛮漬け

① いわしは内臓をだして、塩をふっておきます。
② たまねぎは3mmぐらいの千切りにします。にんじんは千切り、ピーマンは種をとって千切りにします。赤とうがらしは種を出して小口切りにします。
③ ボールに砂糖、酢、しょうゆ、赤とうがらしを合わせ、②の野菜を混ぜておきます。
④ なべに油を熱し、いわしに小麦粉をまぶして揚げ、③に漬け込みます。
⑤ いわしを器に盛って、野菜をたっぷりかけます。

かつおのソース焼き

① たまねぎはおろし、しょうゆ、トマトケチャップと合わせます。
② ①にかつおの切り身を漬け込み、熱した油で焼きます。

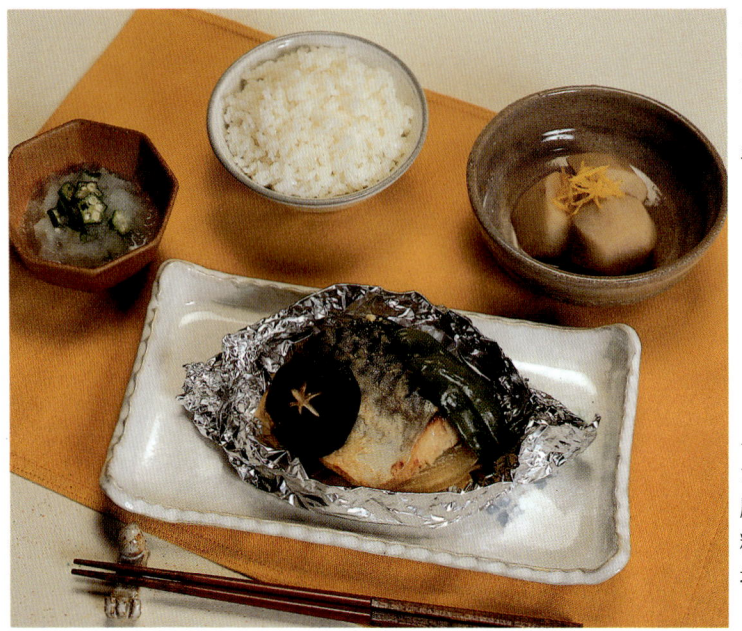

ごはん
さばの銀紙焼き
さといもの
　　　煮ころがし
おろしあえ

エネルギー 629 kcal
たんぱく質　24.3 g
脂質　　　　15.9 g
糖質　　　　92.2 g
塩分　　　　 2.7 g

ごはん
塩焼き
車麩の煮もの
かぶの酢のもの
くだもの

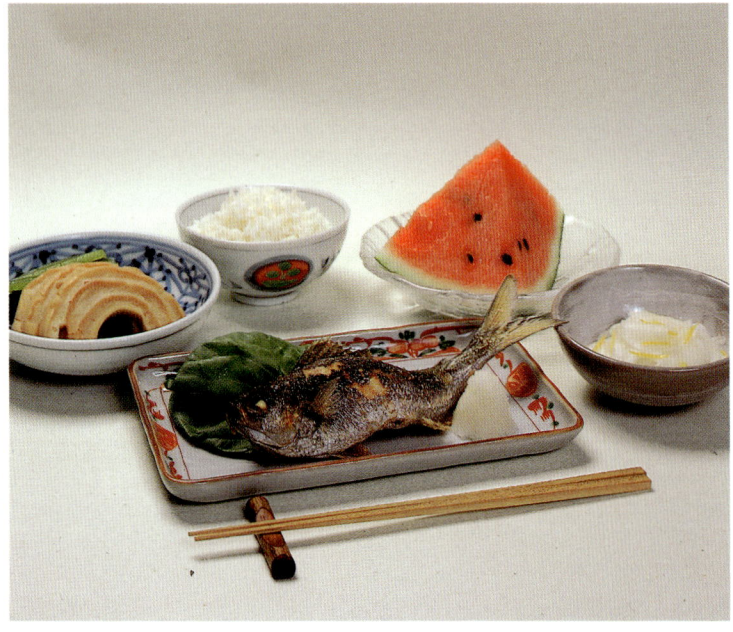

エネルギー 595 kcal
たんぱく質　26.4 g
脂質　　　　11.0 g
糖質　　　　93.2 g
塩分　　　　 2.8 g

ごはん（ふりかけ）
魚のグラタン
千切り野菜のサラダ

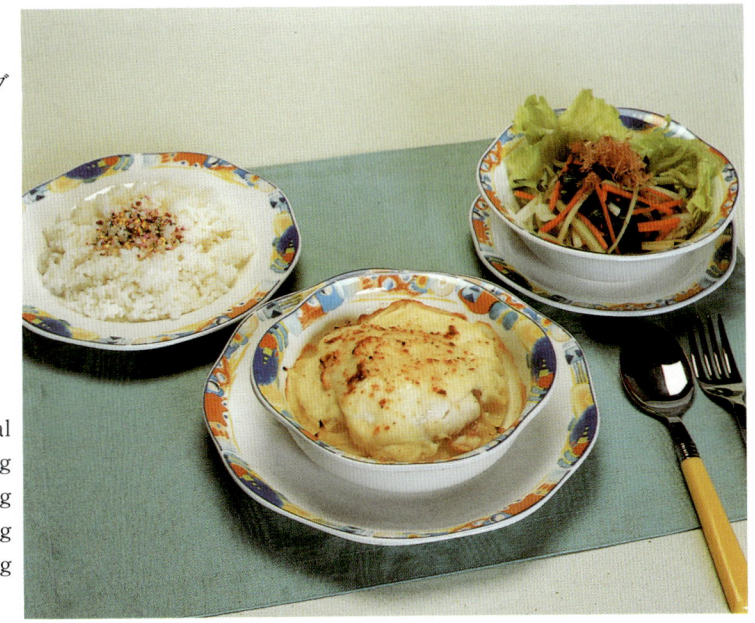

エネルギー　594 kcal
たんぱく質　26.6 g
脂質　　　　12.9 g
糖質　　　　88.7 g
塩分　　　　 2.7 g

エネルギーの調節：1,600 kcal の場合（8ページ食品の組み合わせ例参照）
＊主食の量は1食にかたよらないようにしましょう。
＊1,800 kcal では1日の主食類はごはんとして軽く5杯半分ですが，1,600 kcal では軽く4杯半分です。献立を利用する場合は主食（たとえばごはんを1杯分）を減らして調節してください。
　　たとえば次のような組み合わせにします。
　　　　朝食　パン 90 g（6枚切り1枚半＝ごはん軽く1杯半分）
　　　　昼食　ごはん 150 g 程度（軽く1杯半分）
　　　　夕食　ごはん 150 g 程度（軽く1杯半分）
または朝食　パン 60 g（6枚切り1枚＝ごはん軽く1杯分）
　　　　昼食　乾めん 80 g またはごはん軽く2杯分
　　　　夕食　ごはん 150 g（軽く1杯半分）
＊1,600 kcal で使う油は 1,800 kcal と同じ量で，1日 20 g（大さじ1杯半）がめやすです。したがって1日献立を利用する場合は主食（ごはん1杯分）だけで調節できますが，1食献立を組み合わせる場合は，主食の量を減らし，油を使った献立ばかり組み合わせないようにします。

さばの銀紙焼きの献立

献立名	材料名	分量 g	めやす量	献立調理アドバイス
ごはん	ごはん	200	茶わん軽く2杯	
さばの銀紙焼き	さば	70	1切れ	・さばをみそで味付けし、野菜と一緒にアルミホイルに包んで焼きました。
	酒	5	小さじ1	さばなど脂肪の多い魚は味付けがうすいと食べにくい。
	みそ	8	大さじ1/2	(みそ8gの塩分は1g)
	たまねぎ	30	1/7個	(マーガリン3gの塩分は0.1g)
	ピーマン	20	2/3個	
	生しいたけ	10	1枚	
	マーガリン	3	小さじ3/4	
	塩	0.5	小さじ1/10	
	こしょう		少々	
さといもの煮ころがし	さといも	100	3個	・さといもの他、さつまいも、京いも、かぼちゃなど。
	砂糖	6	大さじ2/3	(しょうゆ3gの塩分は0.5g)
	しょうゆ	3	小さじ1/2	・糖尿病の方は煮ころがしの砂糖を人工甘味料にかえる。
	だし汁	30 ml	適量	またはきぬかつぎなど。
	ゆず		少々	
おろしあえ	だいこん	50		・オクラの他、なめこたけ、えのきたけなど。
	オクラ	10		
	砂糖	2	小さじ2/3	
	酢	7	小さじ1強	
	塩	0.5	小さじ1/10	

塩焼きの献立

献立名	材料名	分量 g	めやす量	献立調理アドバイス
ごはん	ごはん	200	茶わん軽く2杯	
塩焼き	たかべ	70	1尾	・塩焼きは魚の生きのよさが大切です。
	塩	0.7	小さじ1/7	あじ、いさき、かます、かれい、たい、すずき、さけ、さば、さんまなど。
	だいこん	30		・塩分が少ないので食塩は魚を焼く寸前にふるとよい。
	しょうゆ	2	小さじ1/3	
	サラダ菜	5	1枚	
車麩の煮もの	車麩	15		・車麩の煮ものはなべに油、砂糖、みりん、しょうゆ、だし汁を合わせて煮立たせ、水に戻して絞った車麩を含め煮します。煮汁を少しとってかぶの葉を軟らかく煮ます。
	かぶの葉	50		
	油	3	小さじ3/4	
	砂糖	2	小さじ2/3	
	みりん	2	小さじ1/3	
	しょうゆ	6	小さじ1	
	だし汁	40 ml	適量	
かぶの酢のもの	かぶ	50	1個	(この献立のしょうゆ8gの塩分は1.2g)
	塩	0.5	小さじ1/10	
	砂糖	2	小さじ2/3	
	酢	5	小さじ1	
	ゆず		少々	
くだもの	すいか	150		・くだものは季節の好みのものを。

魚のグラタンの献立

献立名	材料名 分量g	めやす量	献立調理アドバイス
ごはん	ごはん 200	茶わん軽く2杯	
	ふりかけ 1	少々	・ひらめとじゃがいものグラタンです。
魚のグラタン	ひらめ 70	1切れ	マーガリンでも気になりません。
	塩 0.5	小さじ1/10	あたたかいうちに食べましょう。
	こしょう	こしょう	(ふりかけ1gの塩分は0.1g)
	じゃがいも 80	小1個	洋風のおかずなので少量用いてごはんを食べやすくします。(塩分の少ないふりかけをえらびます)
	たまねぎ 20	1/10個	
	マーガリン 3	小さじ3/4	
	塩 0.5	小さじ1/10	
	こしょう	少々	
	マーガリン 3	小さじ3/4	(マーガリン6gの塩分は0.1g)
	小麦粉 3	小さじ1	
	牛乳 80 ml	2/5カップ	
	塩 0.3	少々	
	ロリエ	少々	
	パン粉 1	小さじ1	
	粉チーズ 3	大さじ1/2	(粉チーズ3gの塩分は0.1g)
千切り野菜のサラダ	レタス 10		・サラダの野菜は好みのものを毎食たっぷり食べましょう。
	だいこん 20		生野菜が嫌いな場合は茹でたり、炒めたり、煮たりするとよい。
	にんじん 20	1/10本	・千切り野菜のサラダは千切りの野菜と生わかめを調味料であえたもの、ボリュームたっぷりです。
	きゅうり 10		
	セロリー 10		
	生わかめ 5		
	しその葉	2枚	
	ごま油 2	小さじ1/2	
	酢 5	小さじ1	
	しょうゆ 4	小さじ2/3	(しょうゆ4gの塩分は0.6g)
	花がつお	少々	

作り方

さばの銀紙焼き

① みそ、酒を合わせ、さばの切り身にまぶします。
② アルミホイルを広げ、輪切りのたまねぎ、①、ピーマン、生しいたけを盛り、マーガリン、塩、こしょうをふって包みます。
③ フライパンか天火で焼きます。

魚のグラタン

① くず野菜(たまねぎ、セロリー、にんじん、キャベツなど)、ロリエ、こしょうなどでスープを作り、ひらめを蒸し煮し、器にとって塩、こしょうします。
② じゃがいもは皮をむいて2 mmぐらいのスライス、たまねぎは千切りにします。
③ なべにじゃがいも、たまねぎを重ねて入れ、マーガリンを加え、ひたひたの水で軟らかく煮て、塩、こしょうで調味します。
④ マーガリンをこがさないように溶かし、小麦粉を加えてよく炒め、温めた牛乳を徐々に加えてホワイトソースを作り、塩、こしょうで調味します。
⑤ グラタン皿に②を並べ、ひらめをのせてホワイトソースをかけます。
⑥ 上にパン粉と粉チーズをふり、強火の天火でほどよい焦げ目がつくよう焼きます。

魚料理の献立

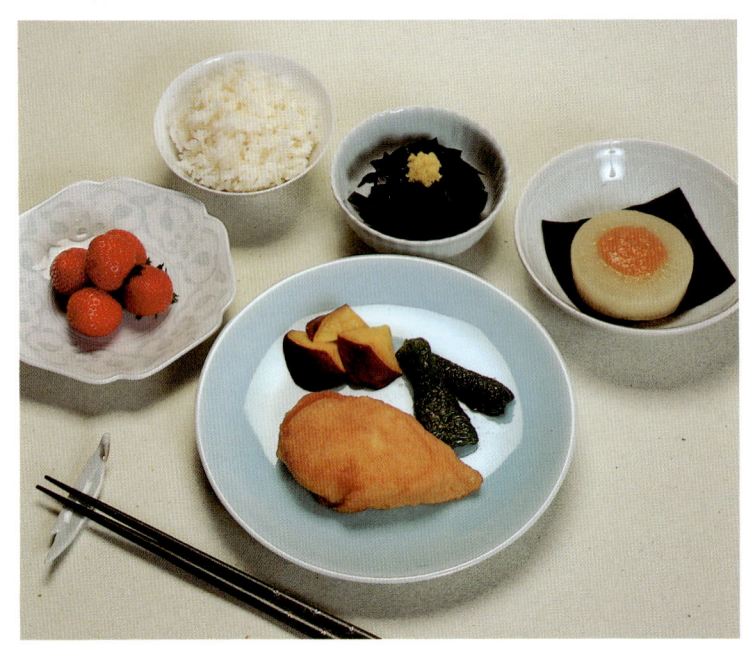

ごはん
魚の衣揚げ
ふろふきだいこん
わかめの酢のもの
くだもの

エネルギー 615 kcal
たんぱく質　　23.2 g
脂質　　　　　14.3 g
糖質　　　　　95.2 g
塩分　　　　　　2.4 g

ごはん
まぐろと生野菜
がんもどきの含め煮
焼きなすの
　ごまじょうゆかけ
くだもの

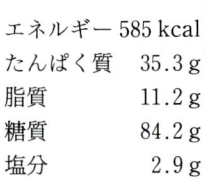

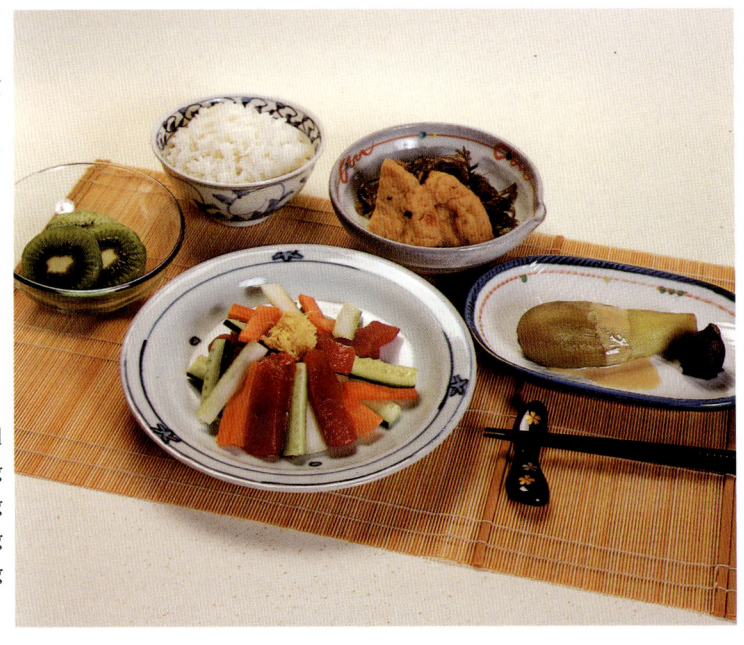

エネルギー 585 kcal
たんぱく質　　35.3 g
脂質　　　　　11.2 g
糖質　　　　　84.2 g
塩分　　　　　　2.9 g

ごはん
まぐろと生揚げの炒め煮
はるさめの酢のもの

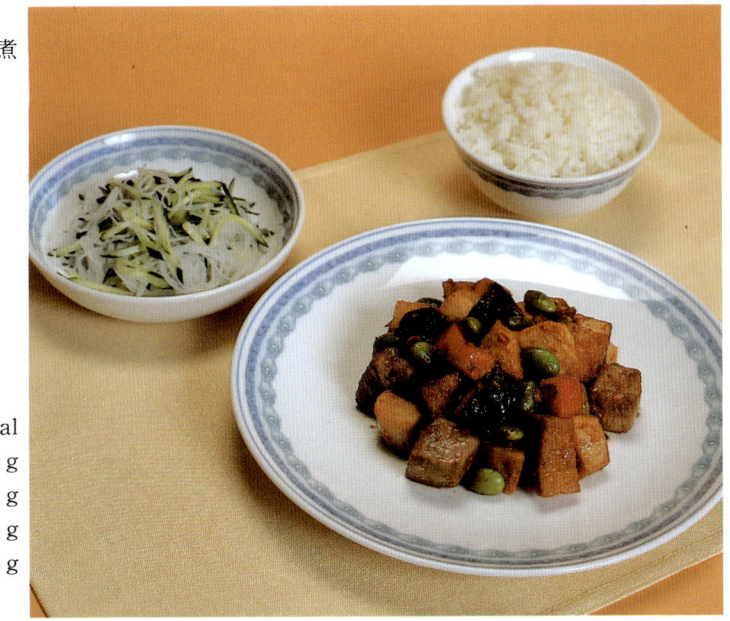

エネルギー	637 kcal
たんぱく質	33.5 g
脂質	15.9 g
糖質	86.1 g
塩分	2.5 g

エネルギーの調節：1,400 kcal の場合（10 ページ食品の組み合わせ例参照）
＊1日の主食類はごはんとして軽く4杯分です。
　たとえば朝食　パン60 g（6枚切り1枚＝ごはん軽く1杯分）
　　　　　昼食　ごはん150 g ぐらい（軽く1杯半分）
　　　　　夕食　ごはん150 g ぐらい（軽く1杯半分）がめやすです。
　1,800 kal の1日献立を利用する場合は朝のパンを60 g（6枚切り1枚）に減らし，昼，夕食のごはんを150 g にするとよいのです。
＊1食献立ではごはんを150 g に減らします。
＊めん類を1人分食べる場合はふつうごはん2杯分に相当しますので，他の2食で調節します。朝食はパン6枚切り1枚，夕食はごはん軽く1杯などです。
＊1,400 kcal では1日に使う油の量は10 g（大さじ3/4杯）がめやすです。したがって，油を多く使う料理の場合は料理をかえたり，他の2食に油を使わないようにしたりするなどの配慮が必要です。
＊たとえば夕食をあじの合わせ焼きの献立（56ページ参照）にする場合は，昼食は山家めし（105ページ参照）にして油を少々使い，朝食はごはん，納豆，青菜浸し，牛乳にして油を使わないようにするなどです。

70　魚料理の献立

魚の衣揚げの献立

献立名	材料名　分量g	めやす量	献立調理アドバイス
ごはん	ごはん　200	茶わん軽く2杯	
魚の衣揚げ	ひらめ　70	1切れ	・揚げ物は好まれる料理法のひとつです。てんぷらやフライは油の吸収量が多いので一品ぐらいにしましょう。 魚は他にあじ、きす、えび、いかなど好みのものを ・家族の方は天つゆを使うとよい。 ・衣揚げの油の吸収量は13%、から揚げは3%で計算。 衣が濃いと油の吸収量は増える。
	塩　0.7	小さじ1/7	
	こしょう	少々	
	小麦粉　10	大さじ1	
	卵　5	1/10個	
	水　15 ml	少々	
	さつまいも　30		
	ピーマン　20	2/3個	
	揚げ油　11		
ふろふき 　だいこん	だいこん　100		
	こんぶ	少々	
	砂糖　2	小さじ2/3	
	みそ　6	小さじ1	（みそ6gの塩分は0.7g）
	ゆず	少々	
生わかめの 　酢のもの	生わかめ　10		・生わかめはもずくでもよい。 きゅうりや白うり、だいこんなどを加えてもよい。 （生わかめ10gの塩分は0.2g）
	しょうが	少々	
	砂糖　2	小さじ2/3	
	酢　5	小さじ1	
	しょうゆ　3	小さじ1/2	（しょうゆ3gの塩分は0.5g）
くだもの	いちご　50	小5粒	

まぐろと生野菜の献立

献立名	材料名　分量g	めやす量	献立調理アドバイス
ごはん	ごはん　200	茶わん軽く2杯	
まぐろと生野菜	まぐろ赤身　70		・まぐろのさしみを野菜と一緒にしょうがの味で食べます。 まぐろはかつおでもよい。
	にんじん　20	1/10本	
	きゅうり　20	1/5本	
	セロリー　20	1/5本	
	しょうが	少々	
	しょうゆ　8	大さじ1/2	
がんもどきの 　含め煮	がんもどき　40	1/2枚	（がんもどきの40gの塩分は0.2g） ・豆腐、焼き豆腐、生揚げ、凍り豆腐などでもよい。
	切りこんぶ　5		
	砂糖　2	小さじ2/3	
	しょうゆ　6	小さじ1	
	だし汁　30 ml	適量	
焼きなすのごま 　じょうゆかけ	なす　70	1個	・食塩制限10gの方や家族の方はすまし汁などを加える。 （ただし、食塩制限10gの場合、汁ものは1日1杯に）
	白ごま　3	小さじ1	
	しょうゆ　1	小さじ1/6	
	だし汁　5 ml	少々	
くだもの	キウイフルーツ　80	1個	（この献立のしょうゆ15gの塩分は2.3g）

まぐろと生揚げの炒め煮の献立

献立名	材料名　分量 g	めやす量	献立調理アドバイス
ごはん	ごはん　200	茶わん軽く2杯	
まぐろと生揚げ炒め煮	まぐろ赤身　60		・まぐろと生揚げと野菜に香辛料を加えて炒めます。味付けがしっかりしていますのでごはんのおかずに適しています。
	しょうが	少々	
	酒　3	小さじ3/5	
	しょうゆ　3	小さじ1/2	
	生揚げ　60	2/5枚	
	にんじん　30	1/7個	
	たけのこ　30		
	干ししいたけ　3	1枚	
	えだまめ　10		・えだまめがない場合はピーマン、グリーンピースなどでもよい。
	ねぎ　10		
	しょうが	少々	
	赤とうがらし	少々	
	油　6	大さじ1/2	
	砂糖　2	小さじ2/3	
	酒　5	小さじ1	
	みそ　5	小さじ1弱	(みそ5gの塩分は0.8g)
	しょうゆ　5	小さじ1弱	
	だし汁　20 ml	適量	
はるさめの酢のもの	はるさめ　10		・はるさめの酢のものははるさめをぬるま湯で硬めにもどし千切りのきゅうりとあわせて調味料であえる。
	きゅうり　30	1/3本	
	砂糖　2	小さじ2/3	
	酢　5	小さじ1	
	塩　0.5	小さじ1/10	(この献立のしょうゆ8gの塩分は1.2g)

作り方

衣揚げ
① ひらめの切り身は塩、こしょうします。
② 小麦粉と卵黄、水を合わせ、泡立てた卵白を混ぜて衣をつくります。
③ ひらめに②の衣をつけて色よく揚げます。
④ さつまいも、ピーマンはから揚げにします。

まぐろと生野菜
① まぐろ赤身は6～7 mm厚さのたんざくに切ります。
② にんじん、きゅうり、セロリーは各々たんざくに切り、しょうがはおろします。
③ まぐろをしょうゆであえ、②の野菜を混ぜて器に盛り、しょうがをそえます。

まぐろと生揚げの炒め煮
① まぐろは角切りにしておろししょうが、酒、しょうゆを混ぜて、半量の油で炒めておきます。
② にんじん、たけのこは1 cmぐらいの角切りにして茹でておきます。
③ 生揚げは湯通しして1.5 cm角に、干ししいたけは水に戻して4つぐらいに切ります。
④ えだまめは茹でて、さやからだします。
⑤ ねぎ、しょうが、赤とうがらしは荒くみじん切りにします。
⑥ 砂糖、酒、みそ、しょうゆ、だし汁を合わせておきます。
⑦ 残りの油を熱し、⑤を炒め、野菜と生揚げを炒め、⑥で調味します。
⑧ 味が回ったら、炒めたまぐろとえだまめを加えます。

肉料理の献立

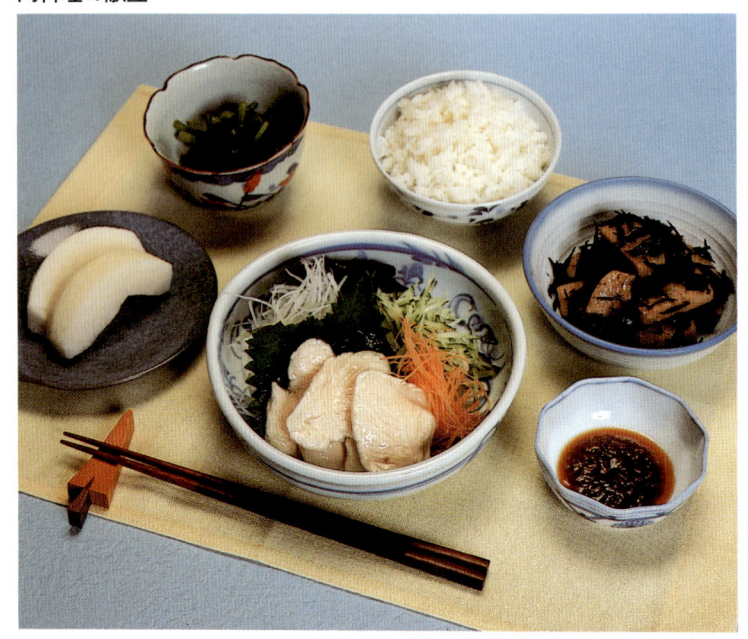

ごはん
とりさしみ
　　　　梅じょうゆ
さといもとひじきの
　　　　　　炒め煮
青菜のごまあえ
くだもの

エネルギー　602 kcal
たんぱく質　27.1 g
脂質　　　　9.9 g
糖質　　　102.8 g
塩分　　　　2.8 g

ごはん
きじ焼き
豆腐のスープ煮
きゃべつのくるみあえ
くだもの

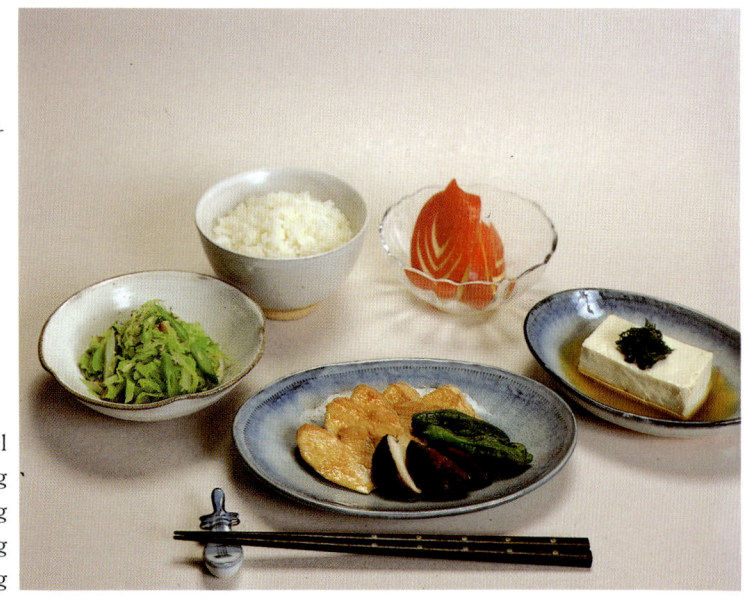

エネルギー　613 kcal
たんぱく質　28.0 g
脂質　　　　17.9 g
糖質　　　　83.0 g
塩分　　　　2.2 g

ごはん
とり肉の風味焼き
はくさいの煮浸し
ポテトの酢のもの

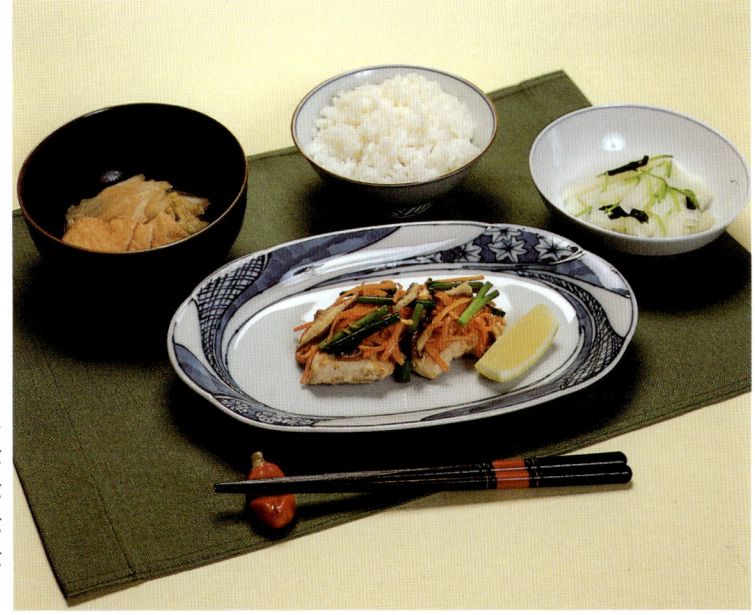

エネルギー—598 kcal
たんぱく質　23.7 g
脂質　　　　14.9 g
糖質　　　　88.8 g
塩分　　　　 2.5 g

肉および肉料理①

栄養：肉類は魚と同様，たんぱく質の豊富な食品です。脂肪もかなり含まれ，脂肪の多い肉には飽和脂肪酸やコレステロールが多く含まれています。

必要量：脂肪の少ない部分を毎日60 gぐらい摂取するようにします。主に牛や豚のもも肉やひれ肉，とり肉はささみ，むねやもも肉の皮なしを使います。ひき肉を使う場合も市販のものはさけ，赤身の肉や皮なしをひいてもらいましょう。よくコレステロールが多いからと肉を一切とらない人がいますが，かえってたんぱく質不足になりますから，必要な量はとるようにしましょう。

献立：肉料理が主菜の献立は魚と同じように副菜に豆腐料理かいも料理を組み合わせ，さらに野菜料理を組み合わせます。豆腐類やいも類は煮ものや炒めものに，野菜は浸しやあえもの，酢のものなどにします。肉団子とだいこんの煮もののようにがんもどきやだいこんを使う料理の場合，副菜には野菜や海草，きのこなどのあえものやひたし，酢のものなどを組み合わせるようにします。

とりさしみ　梅じょうゆの献立

献立名	材料名　分量g	めやす量	献立調理アドバイス
ごはん	ごはん　200	茶わん軽く2杯	・湯引きしたとりささみを冷やして梅じょうゆでさっぱりいただきます。
とりさしみ 　梅じょうゆ	とりささみ　60	大1本	
	かたくり粉　5	大さじ1/2	
	きゅうり　20	1/5本	・野菜は他に、レタス、だいこん、きゃべつなど
	にんじん　10		
	セロリー　10		
	生わかめ　10		・梅じょうゆの他、からし酢みそもおいしい。
	しその葉	2枚	
	梅干し　5	1/2個	(梅干し5gの塩分は1gぐらい)
	砂糖　3	小さじ1	(生わかめ10gの塩分は0.2g)
	しょうゆ　5	小さじ1弱	・生わかめは水でよく洗う
さといもとひじき 　の炒め煮	さといも　100	3個	
	ひじき　5		
	油　5	小さじ1強	・糖尿病の方は1食の砂糖を3g程度にする。この料理は砂糖を使わなくてもおいしい。
	砂糖　2	小さじ2/3	
	しょうゆ　4	小さじ2/3	
	だし汁　30 ml	適量	
青菜のごまあえ	こまつな　70		
	黒ねりごま　5	小さじ1	
	しょうゆ　2	小さじ1/3	(この献立のしょうゆ11gの塩分は1.7g)
くだもの	なし　100	1/2個	

きじ焼きの献立

献立名	材料名　分量g	めやす量	献立調理アドバイス
ごはん	ごはん　200	茶わん軽く2杯	
きじ焼き	とりもも肉皮なし　70		・ごはんのおかずにおいしいとり肉の料理です。ごはんにのせ、どんぶりにしてもよいでしょう。
	砂糖　2	小さじ2/3	
	酒　3	小さじ3/5	
	しょうゆ　6	小さじ1	
	油　3	小さじ3/4	
	ししとうがらし　10		
	生しいたけ　20	2枚	
豆腐のスープ煮	豆腐　100	1/3丁	・豆腐のスープ煮はだし汁を煮立て塩、しょうゆで調味、豆腐を入れて静かにあたためます。冷たくしてもおいしい。
	しその葉	1枚	
	塩　0.5	小さじ1/10	
	しょうゆ　2	小さじ2/3	
	だし汁　30 ml	適量	
きゃべつの 　くるみあえ	きゃべつ　60	1枚	
	さやいんげん　10		
	くるみ　5		・くるみの他、ごま、ピーナッツなど。
	しょうゆ　3	小さじ1/2	(この献立のしょうゆ11gの塩分は1.7g)
くだもの	りんご　80	1/3個	

とり肉の風味焼きの献立

献立名	材料名　分量 g	めやす量	献立調理アドバイス
ごはん	ごはん　200	茶わん軽く2杯	
とり肉の風味焼き	とりもも肉皮なし　60		・いろどりのよい野菜を混ぜて焼いたとり肉料理です。レモンの香りで食べやすくしました。
	にんじん　20	1/10本	
	万能ねぎ　10		
	生しいたけ　10	1枚	
	白ごま　2	小さじ2/3	
	砂糖　2	小さじ2/3	
	みりん　2	小さじ1/3	
	しょうゆ　8	大さじ1/2	
	油　3	小さじ3/4	
	レモン　10	1切れ	
はくさいの煮浸し	油揚げ　15	1/2枚	・油揚げの他、生揚げでもよい。
	はくさい　100	1枚	
	しょうゆ　5	小さじ1弱	(この献立のしょうゆ13gの塩分は2.0g)
	だし汁　20 ml	適量	
ポテトの酢のもの	じゃがいも　80	小1個	・ポテトの酢のものはじゃがいもをたんざくに切ってゆでるか、蒸します。みつばは茹でて1cmぐらいに切ります。調味料を合わせてあえます。
	みつば　10		
	砂糖　2	小さじ2/3	
	酢　7	大さじ1/2	
	塩　0.4	少々	

作り方

とりさしみ梅じょうゆ
① とりささみはそぎ切りにして、かたくり粉をまぶし、熱湯に通して冷水にとります。
② きゅうり、にんじん、セロリーは各々千切りにし、生わかめは洗って適当な大きさに切ります。
③ 梅干しは種をとって包丁でたたき、砂糖、しょうゆを合わせて、小皿に盛ります。
④ 器に野菜を盛り、しその葉をおいてとりささみを盛ります。

さといもとひじきの炒め煮
① さといもは軽くゆでて皮をむき、一口大に切ります。
② ひじきは水に戻してよく洗います。
③ なべに油を熱し、さといも、ひじきを炒め、だし汁を加えて煮ます。
④ 七分通り煮えたら、砂糖、しょうゆを加えて、煮汁が残らないように煮ます。

きじ焼き
① 砂糖、酒、しょうゆを合わせてとり肉をつけます。
② 油を熱して①を焼き、そぎ切りにします。
③ ししとうと生しいたけを網で焼いて盛り合わせます。

とり肉の風味焼き
① とり肉は2つに切ります。
② にんじん、生しいたけは千切り、万能ねぎは3cmぐらいの長さに切ります。
③ 白ごまはいって切ります。
④ 砂糖、みりん、しょうゆを合わせて、とり肉をつけます。
⑤ 焼く寸前に②の野菜を混ぜて④のとり肉に加え、切りごまをふります。
⑥ 油を熱したフライパンに⑤を並べて焼きます。

肉料理の献立

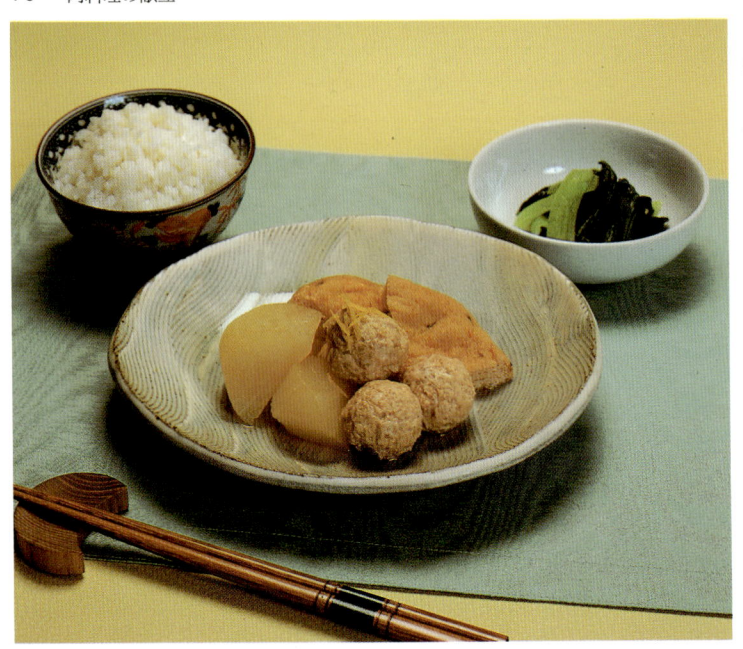

ごはん
肉団子とだいこんの
　　　　　　　煮もの
青菜のみそ
　　　マヨネーズあえ

エネルギー　583 kcal
たんぱく質　　28.4 g
脂質　　　　　13.9 g
糖質　　　　　81.1 g
塩分　　　　　　2.5 g

ごはん
とり肉のからし
　　　ソースフライ
だいこんのサラダ
こんぶの佃煮風
くだもの

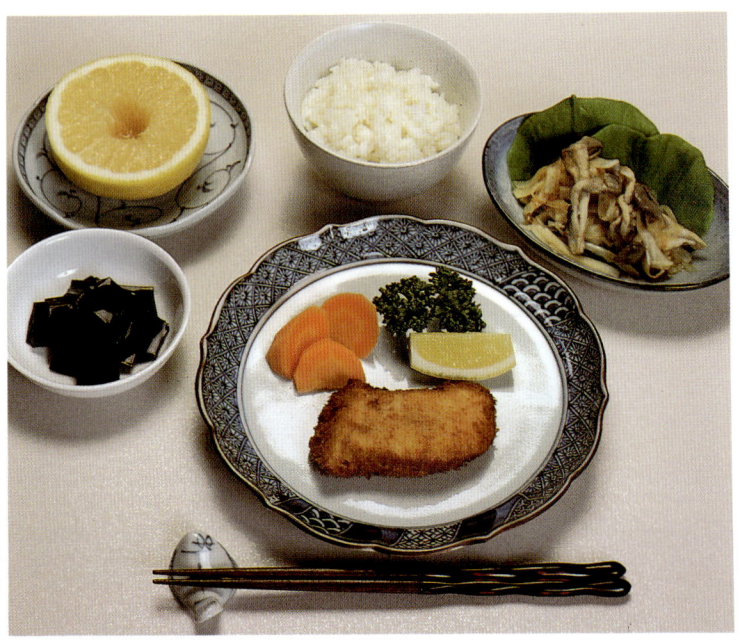

エネルギー　601 kcal
たんぱく質　　25.4 g
脂質　　　　　13.1 g
糖質　　　　　95.2 g
塩分　　　　　　2.4 g

ごはん
とり肉のコーンクリーム煮
ごぼうのサラダ

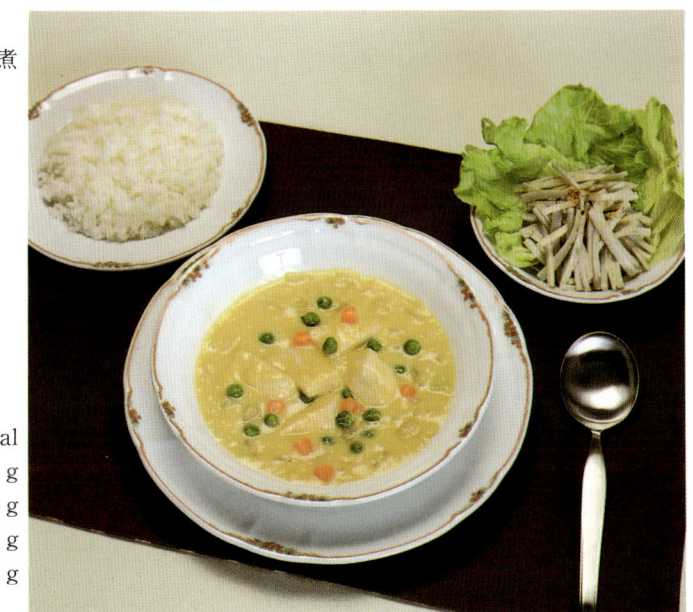

エネルギー	615 kcal
たんぱく質	25.3 g
脂質	13.5 g
糖質	93.7 g
塩分	2.1 g

肉および肉料理②

調理：赤身の肉はかたい場合が多いのでうす切りにしたり，こまかく切って用いるようにします。ひき肉は軟かめの肉団子のようにすると食べやすくなります。また，長く煮ると硬くなりますので肉は最後に加えて火を通すようにします。

味付け：牛や豚肉を使った料理はきちんとした味付けにしないと食べにくいですから，副菜の豆腐類やいも類，野菜はできるだけ塩分を少なくします。たとえばさつまいもやかぼちゃは塩分を使わなくてもおいしく食べられます。とり肉はさっぱりしていますから，油を少し使うと食べやすくなります。

不適当な食品：肉の脂肪は魚の油とはちがい飽和脂肪酸やコレステロールが多いので注意が必要です。牛や豚のばら肉やしもふり肉，ベーコン，コーンビーフ，ロースハムなどの加工品，肝臓，腎臓，心臓などの内臓類，とり肉の皮，肉スープなどはさけましょう。またベーコンやハムなどの加工品には塩分もかなり含まれます。

肉料理の献立

肉団子とだいこんの煮物の献立

献立名	材料名　分量 g	めやす量	献立調理アドバイス
ごはん	ごはん　200	茶わん軽く2杯	
肉団子とだいこん 　　の煮もの	とりひき肉　60 たまねぎ　10 しょうが パン粉　4 かたくり粉　3 塩　0.5 がんもどき　40 だいこん　80 砂糖　3 みりん　5 しょうゆ　8 だし汁　70 ml ゆず	 少々 大さじ1 小さじ1 小さじ1/10 1/2枚 小さじ1 小さじ1弱 大さじ1/2 1/3カップ 少々	・煮含めただいこんがおいしいボリュウムのある1品です。肉団子はとりのぶつ切りでもよい。 ・とりひき肉は脂肪の少ないものを用いる。 ・がんもどきの他、生揚げ、焼き豆腐など。 （がんもどき40 gの塩分は0.2 g） （しょうゆ8 gの塩分は1.2 g）
青菜のみそ 　マヨネーズあえ	チンゲンサイ　70 マヨネーズ　5 みそ　3	 小さじ1 小さじ1/2	・青菜は好みのものを。 （マヨネーズ5 gの塩分は0.1 g） （みそ3 gの塩分は0.4 g）

とり肉のからしソースフライの献立

献立名	材料名　分量 g	めやす量	献立調理アドバイス
ごはん	ごはん　200	茶わん軽く2杯	
とり肉のからし 　ソースフライ	とりむね肉皮なし　60 塩　0.5 ソース　5 粉からし　0.5 小麦粉　6 卵　5 パン粉　8 揚げ油　8 にんじん　30 砂糖　1 レモン　10 パセリ	 小さじ1/10 小さじ1 小さじ1/4 大さじ2/3 1/10個 大さじ2 1/7本 小さじ1/3 1切れ 少々	・からしのきいた味付けがごはんによく合い、食欲を進めます。とり肉の他、魚でもおいしい。 （ソース5 gの塩分は0.4 g） （パン粉8 gの塩分は0.1 g） ・フライの油の吸収量は13％で計算。 ・糖尿病1,400 kcal以下の場合は揚げないで焼くようにする。
だいこんのサラダ	サラダ菜　10 だいこん　50 しめじたけ　20 たまねぎ　10 ごま油　1 酢　5 しょうゆ　5 花がつお	2枚 小さじ1/4 小さじ1 小さじ1弱 少々	・だいこんのサラダのだいこんはたんざく切り、しめじたけは小房に分けて蒸す。たまねぎ千切りにして水にさらし、しぼる。調味料を合わせだいこん、しめじたけ、たまねぎをあえる。
こんぶの佃煮風	こんぶ　3 砂糖　1 酒　3 しょうゆ　3	 小さじ1/3 小さじ3/5 小さじ1/2	・こんぶを角切りにして、調味料で煮ます。 （この献立のしょうゆ8 gの塩分は1.2 g）
くだもの	グレープフルーツ　100	1/2個	

とり肉のコーンクリーム煮の献立

献立名	材料名　分量 g	めやす量	献立調理アドバイス
ごはん	ごはん　200	茶わん軽く 2 杯	
とり肉のコーンクリーム煮	とりもも肉皮なし　60		・洋風の料理はうす味の方がおいしい。
	塩　0.5	小さじ 1/10	相性のよいクリームコーンと牛乳でとり肉を煮ました。
	こしょう	少々	
	油　2	小さじ 1/2	
	クリームコーン(缶)　50		(クリームコーン 50 g の塩分は 0.4 g)
	たまねぎ　50	1/4 個	・糖尿病 1,400 kcal の場合は他の 2 食は油を使わないようにします。
	にんじん　10		
	グリーンピース　10		
	マーガリン　3	小さじ 3/4	(マーガリン 3 g の塩分は 0.1 g)
	小麦粉　3	小さじ 1	
	牛乳　70	1/3 カップ	
	コンソメ　0.5		(コンソメ 0.5 g の塩分は 0.3 g)
	塩　0.5	小さじ 1/10	・この献立は塩分が 2 g ぐらいなのでごはんに味付けのり、ふりかけなどを少々用いてもよい。
	こしょう	少々	
ごぼうのサラダ	レタス　20	1 枚	
	ごぼう　50	1/4 本	
	マヨネーズ　5	小さじ 1	(マヨネーズ 5 g の塩分は 0.1 g)
	酢　3	小さじ 3/5	・ごぼうのサラダはごぼうを荒く千切りにしてさっと茹で、マヨネーズ、塩であえる。
	塩　0.2	少々	
	七味とうがらし	少々	

作り方

肉団子とだいこんの煮物
① たまねぎはみじん切り、しょうがはおろします。パン粉は水に浸し、かるくしぼります。
② とりひき肉に①、かたくり粉、塩を混ぜてよく練り、1 人当たり 3 個の団子を作ります。
③ がんもどきは湯通しして 2 個に切り、だいこんは 3 個ぐらいの乱切りにします。
④ なべにだし汁を煮立たせて、肉団子を煮、砂糖、みりん、しょうゆで調味します。
⑤ 肉団子をとりだし、だし汁少々を加えてだいこんを煮、がんもどきを加えて含ませます。
⑥ 器に盛り、ゆずの千切りを、天盛りします

とり肉のからしソースフライ
① 塩、ソース、ぬるま湯で溶いた粉からしを混ぜて、とり肉をつけます。
② ① に卵と水でといた小麦粉、パン粉をつけます。
③ なべに油を熱して、とり肉を揚げます。
④ にんじんは乱切りして、砂糖と水で軟らかく煮て、付け合せます。

とり肉のコーンクリーム煮
① とり肉は食べやすい大きさに切り、塩、こしょうして、油で炒めておきます。
② たまねぎは 1 cm 角に切り、にんじんは 7 mm 角ぐらいに切って、茹でておきます。
③ なべにマーガリンをこがさないように溶かして、たまねぎを炒め、にんじん、クリームコーンを加え、小麦粉をふり入れてよく炒めます。
④ ③ にあたためた牛乳を少しずつ加え、コンソメを入れてこがさないように煮ます。
⑤ ④ に ① のとり肉、グリーンピースを加え、塩、こしょうで調味します。

肉料理の献立

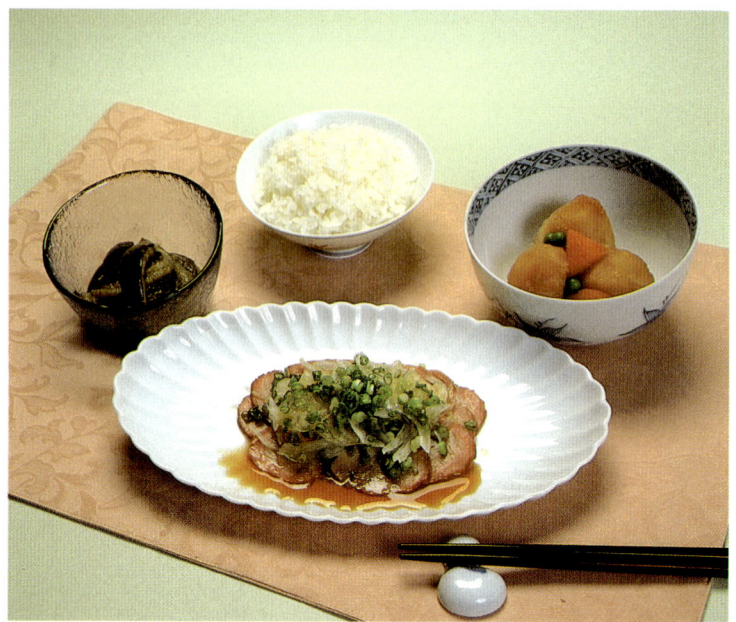

ごはん
焼き豚
ポテトの炒め煮
蒸しなすのあえもの

エネルギー 608 kcal
たんぱく質　22.9 g
脂質　　　　12.9 g
糖質　　　　94.8 g
塩分　　　　 2.6 g

ごはん
豚肉ときゃべつの
　　　　みそ炒め
中国風冷奴
くだもの

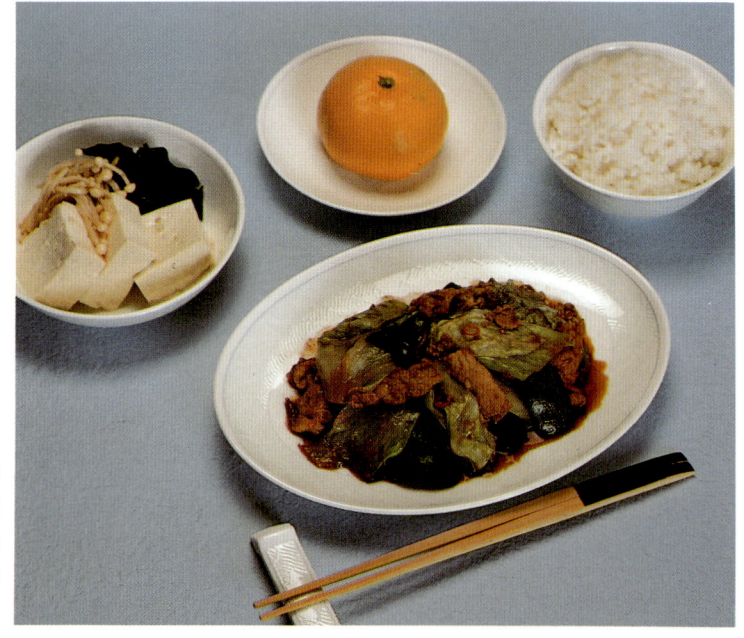

エネルギー 617 kcal
たんぱく質　30.0 g
脂質　　　　15.1 g
糖質　　　　88.6 g
塩分　　　　 2.7 g

ごはん
ひれかつ
酢味のくず汁

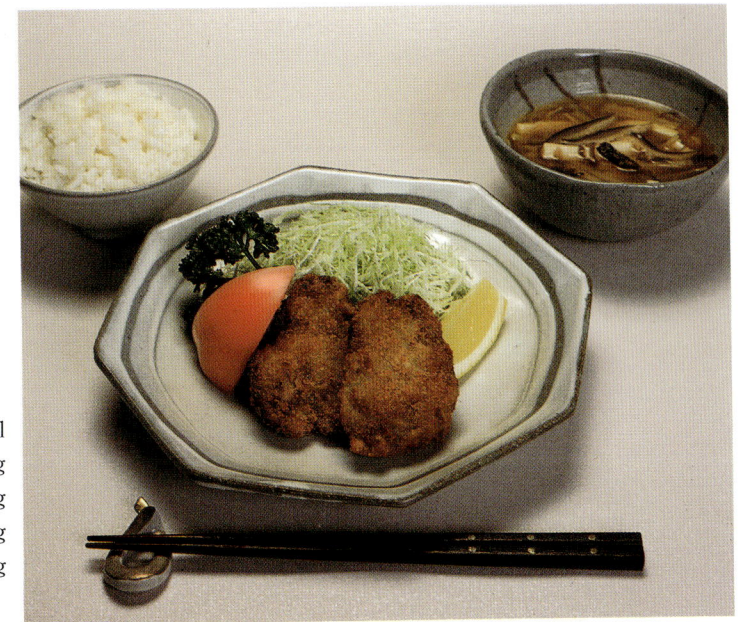

エネルギー 619 kcal
たんぱく質　28.0 g
脂質　　　　17.0 g
糖質　　　　85.5 g
塩分　　　　 2.6 g

野菜類および野菜料理①

栄養：野菜はビタミン，ミネラル，食物せんいの豊富な食品で，おもに身体の働きを調節する食品です。食物せんいには腸を刺激して便通を整える，がんの発生を防ぐ，食後の血糖上昇を抑制し，コレステロールの吸収を妨げて排泄を促す作用などがあります。

必要量：カロチン，ビタミンA，Cの多い緑黄野菜（ほうれんそう，こまつな，にんじんなど）とビタミンCの多いその他の野菜（きゃべつ，だいこん，はくさいなど）を毎食必ず食べることが大切です。緑黄野菜を100 g，その他の野菜を200 gは必要で，1食に100 g以上，1日300 g以上はとりたいものです。一般に野菜不足の人が多いので，とくに意識して，毎食野菜をたくさんとるようにしてください。

献立：野菜は種類が多いですから好みのものを好みの料理法で献立にとり入れてください。サラダ，浸し，酢のもの，あえもの，煮もの，炒めものなどです。また，野菜は単独では副菜になりますが，魚や肉と組み合わせると主菜になり一品でバランスのとれた料理になります。たとえば魚の五目野菜あんかけ，肉と野菜の炒めものなどです。

焼き豚の献立

献立名	材料名 分量g	めやす量	献立調理アドバイス
ごはん	ごはん 200	茶わん軽く2杯	
焼き豚	豚もも肉 60		・豚もも肉のブロックを使って簡単にできます。
	ねぎ 10		
	しょうが	少々	・豚肉は脂肪の少ないもも肉かひれ肉を用いる。
	砂糖 2	小さじ2/3	
	酒 3	小さじ3/5	
	しょうゆ 7	小さじ1強	
	ごま油 1	小さじ1/4	
	酢 5	小さじ1	
	たまねぎ 30	1/7個	・ねぎ類は好みのものを。
	万能ねぎ 5		
ポテトの炒め煮	じゃがいも 100	中1個	
	にんじん 20	1/10本	
	グリーンピース 10		
	油 5	小さじ1強	・糖尿病の方は炒め煮の砂糖を使わないようにします。
	砂糖 3	小さじ1	
	しょうゆ 7	小さじ1強	
むしなすの あえもの	なす 70	1個	
	ごま油 1	小さじ1/4	
	しょうゆ 2	小さじ1/3	(この献立のしょうゆ16gの塩分は2.4g)

豚肉ときゃべつのみそ炒めの献立

献立名	材料名 分量g	めやす量	献立調理アドバイス
ごはん	ごはん 200	茶わん軽く2杯	
豚肉ときゃべつの みそ炒め	豚もも肉 60		・しっかりした味付けの中国風の炒めものです。ごはんによく合います。新きゃべつならよりおいしい。
	しょうが	少々	
	しょうゆ 3	小さじ1/2	
	きゃべつ 100	2枚	
	ピーマン 20	2/3個	
	しょうが	少々	
	にんにく	少々	
	赤とうがらし	少々	
	油 5	小さじ1強	
	砂糖 3	小さじ1	
	酒 3	小さじ3/5	
	みそ 10	大さじ1/2	(みそ10gの塩分は1.2g)
中国風冷奴	豆腐 100	1/3丁	
	生わかめ 10		・他にきゅうり、トマトなど。中国風冷奴は生わかめをもどして適当な大きさに切り、えのきたけは茹でる。豆腐と生わかめとえのきたけを盛り合わせ、調味料をかける。
	えのきたけ 20		
	ごま油 1	小さじ1/4	
	酢 5	小さじ1	
	しょうゆ 5	小さじ1弱	
くだもの	みかん 100	1個	(この献立のしょうゆ8gの塩分は1.2g)

ひれかつの献立

献立名	材料名　分量 g	めやす量	献立調理アドバイス
ごはん	ごはん　200	茶わん軽く2杯	・どなたにもおなじみのひれかつです。
ひれかつ	豚ひれ肉　60		とりささみ、むね肉または魚でも同様に。
	塩　0.6	小さじ1/8	・豚肉に塩、こしょうし、水と卵で溶いた小麦粉とパン粉をつけて揚げます。
	こしょう	少々	(パン粉8gの塩分は0.1g)
	小麦粉　6	小さじ2	・フライの油の吸収量は13%で計算
	卵　5	1/10個	・糖尿病1,400 kcal以下では油で焼くようにします。
	パン粉　8	大さじ2	・付け合せの野菜は好みのものを
	揚げ油　8		
	きゃべつ　30		
	トマト　30	1/6個	
	パセリ	少々	
	レモン　10	1切れ	
	ソース　10	小さじ2	
酢味のくず汁	とりむね肉皮なし　10		・酢味のくず汁はとり肉を千切り、豆腐はたんざく切り、たけのこ、ねぎ、干ししいたけ、きくらげは千切りにしてごま油で炒め、だし汁を加えて煮る。調味料を加え、水溶きのかたくり粉でとろみをつけ、酢を加えて仕上げる。
	豆腐　50	1/6丁	
	たけのこ　20		
	ねぎ　10		
	干ししいたけ　2	1枚	
	きくらげ　0.5	少々	
	ごま油　2	小さじ1/2	
	酒　3	小さじ3/5	
	しょうゆ　8	大さじ1/2	(しょうゆ8gの塩分は1.2g)
	こしょう	少々	
	かたくり粉　3	小さじ1	
	酢　4	小さじ1弱	
	だし汁　80 ml	2/5カップ	

作り方

焼き豚
① 豚もも肉はブロックを用い、たこ糸でしばります。
② ねぎはぶつ切り、しょうがはスライスして、砂糖、酒、しょうゆに混ぜ、豚肉をつけます。
③ 豚肉をあたためた天火に入れ、30分ぐらい（180℃）焼きます。
④ 荒熱がとれたら適当な厚さにスライスします。
⑤ 残ったつけ汁を火にかけて煮つめます。
⑥ たまねぎはうす切りして、水にさらししぼります。万能ねぎは小口切りします。
⑦ 器に ④ を盛り、たまねぎ、万能ねぎをのせ、⑤ をかけます。

豚肉ときゃべつのみそ炒め
① 豚もも肉はうすくスライスしたものを用い、おろししょうが、しょうゆをまぶします。
② しょうが、にんにく、赤とうがらしはみじん切りにします。
③ きゃべつは5 cm角、ピーマンは2 cm角ぐらいに切ります。
④ 中華なべに半量の油を熱し、豚肉を炒めて、とりだしておきます。
⑤ 残りの油を熱し、② を炒め、きゃべつ、ピーマンを加えて炒めます。
⑥ 調味料を合わせて ⑤ に加え、豚肉をもどします。

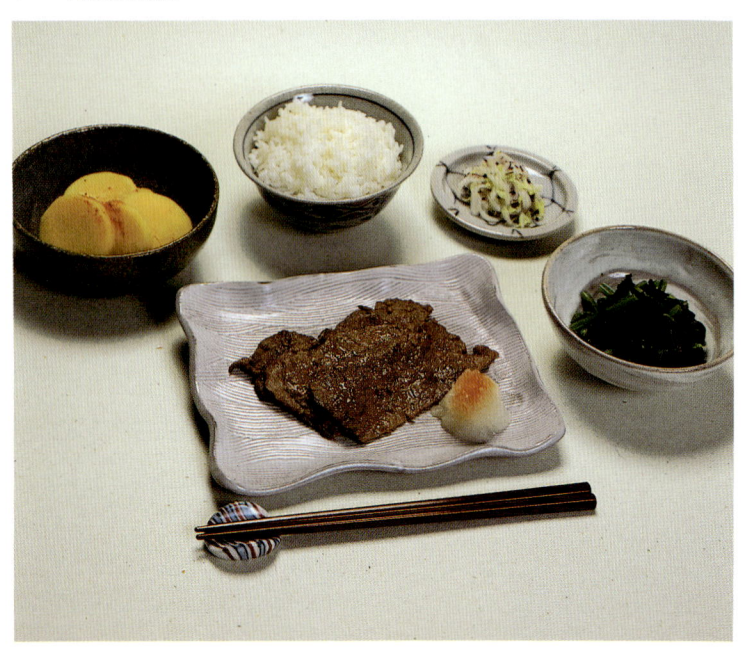

ごはん
牛肉のしょうが焼き
さつまいもの
　　　　オレンジ煮
青菜ののり酢あえ
はくさいの
　　　　ゆかりあえ

エネルギー　615 kcal
たんぱく質　　25.0 g
脂質　　　　　12.1 g
糖質　　　　　98.1 g
塩分　　　　　　2.5 g

ごはん
すき焼き風煮
かぶの柚香あえ
くだもの

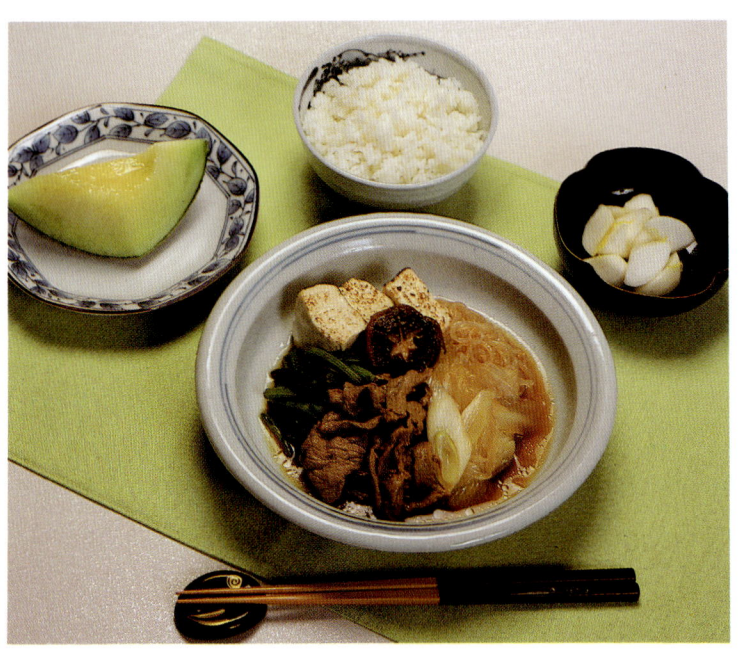

エネルギー　630 kcal
たんぱく質　　29.8 g
脂質　　　　　15.7 g
糖質　　　　　90.2 g
塩分　　　　　　2.5 g

ごはん
肉団子とはくさいの
　　　　スープ煮
ながいもの酢のもの
くだもの

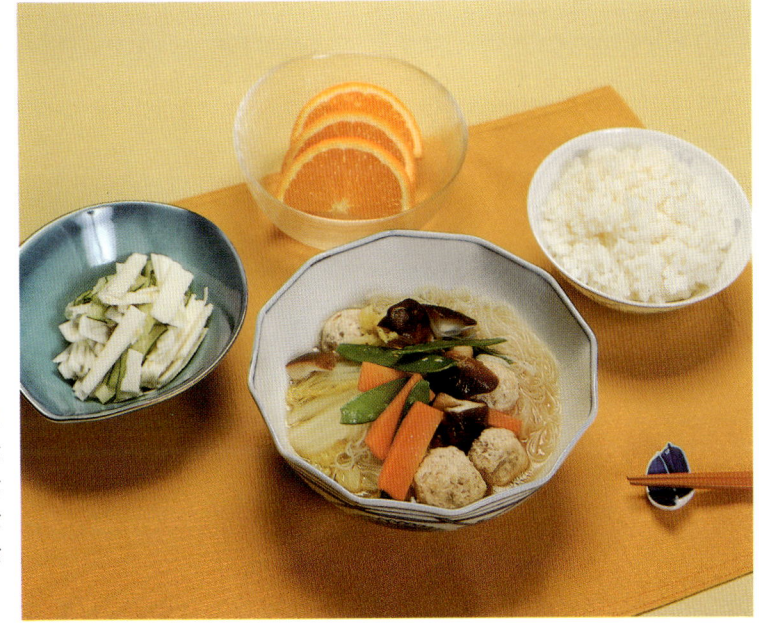

エネルギー　596 kcal
たんぱく質　　22.2 g
脂質　　　　　12.0 g
糖質　　　　　97.3 g
塩分　　　　　 2.6 g

野菜類および野菜料理②
- **調理**：野菜は塩分が少なくても食べやすい食品です。酢やレモン汁などを使ってうす味を補うとよいでしょう。また，漬けもの類は塩分が多いのでさけ，浅漬けや即席漬けにしましょう。きゃべつやきゅうり，はくさい，だいこんなどにしょうが，しその葉，レモン，からしなどを加えると塩分が少なくても食べやすくなります。
- **低エネルギー食品**：海草類，きのこ類，こんにゃく類はエネルギー面ではほとんど利用されませんが，食物せんいが多く含まれていますので，積極的にとりましょう。減量中の人の空腹感を満たすのにも役立ちます。海草類はわかめやこんぶ，もづく，ひじきなどがよく使われ，酢のものや煮ものなどが一般的です。きのこ類はあえもの，煮もの，焼きもの，ホイル焼きなどにします。きのこごはんにするとごはんのかさを増やすことができます。こんにゃくやしらたきはさしみやうす味の煮ものにするとよいでしょう。
- **不適当な食品**：漬けもの，佃煮類は塩分が多いのでとらないようにします。

牛肉のしょうが焼きの献立

献立名	材料名　分量 g	めやす量	献立調理アドバイス
ごはん	ごはん　200	茶わん軽く2杯	
牛肉しょうが焼き	牛もも肉　70		・肉をしょうがじょうゆにつけて焼くおなじみの料理です。豚肉でもよい。
	しょうが	少々	
	しょうゆ　5	小さじ1弱	・牛肉は脂肪の少ないもも肉を用いる。
	油　4	小さじ1	
	だいこん　30		
	しょうゆ　2	小さじ1/3	
さつまいもの　オレンジ煮	さつまいも　80	小1/2本	・さつまいものオレンジ煮のさつまいもは皮をむき、5 mm厚さの輪切りにして水にさらす。なべに入れ、マーガリン、砂糖、塩をふり入れ、オレンジジュースを加えて軟らかく煮る。仕上げにシナモンをふる。
	オレンジジュース　30 ml		
	マーガリン　3	小さじ3/4	
	砂糖　3	小さじ1	
	塩　0.3	少々	
	シナモン	少々	
青菜ののり酢あえ	ほうれんそう　70		オレンジジュースはりんごでもおいしい。
	焼きのり	少々	
	酢　5	小さじ1	(この献立のしょうゆ10 gの塩分は1.5 g)
	しょうゆ　3	小さじ1/2	
はくさいの　ゆかりあえ	はくさい　30		・浅漬けは漬けものがわりになります。
	塩　0.3	少々	
	ゆかり　0.2	少々	(ゆかり0.2 gの塩分は0.1 g)

すき焼き風煮の献立

献立名	材料名　分量 g	めやす量	献立調理アドバイス
ごはん	ごはん　200	茶わん軽く2杯	
すき焼き風煮	牛もも肉　60		・煮ながら食べるすきやきは食べすぎの元。塩分が多くなりますので、煮ものにします。
	焼き豆腐　100	2/5丁	
	はくさい　50	1/2枚	
	ねぎ　30		・牛もも肉は硬いのでうす切りにする。また煮すぎないように。
	しゅんぎく　30		
	しらたき　30	1/6個	・糖尿病の方はしゃぶしゃぶにする。つけ汁はポン酢がよい。
	生しいたけ　10	1枚	
	油　5	小さじ1強	
	砂糖　5	大さじ1/2	
	しょうゆ　12	大さじ2/3	(しょうゆ12 gの塩分は1.8 g)
	だし汁　20 ml	適量	
かぶの柚香あえ	かぶ　50	1個	・かぶの他、だいこん、はくさい、きゃべつなど。
	塩　0.5	小さじ1/10	
	砂糖　2	小さじ2/3	
	酢　5	小さじ1	
	ゆず	少々	
くだもの	メロン　100		

肉団子とはくさいのスープ煮の献立

献立名	材料名	分量g	めやす量	献立調理アドバイス
ごはん	ごはん	200	茶わん軽く2杯	
肉団子とはくさいのスープ煮	合びき肉	60		・はくさいのおいしい季節に軟らかく煮込んだ料理です。
	ねぎ	10		合びき肉はとりひき肉でもよい。
	かたくり粉	3	小さじ1	・豚肉や牛肉の料理は塩分がうすいと食べにくいので、ふつうに味付けし、副菜の野菜の塩分を減らすと食べやすくなります。
	塩	0.5	小さじ1/10	
	こしょう		少々	
	はくさい	100	1枚	
	にんじん	30	1/7本	
	生しいたけ	10	1枚	
	さやえんどう	5		
	はるさめ	10		
	油	3	小さじ3/4	
	砂糖	1	小さじ1/3	
	塩	1	小さじ1/5	
	しょうゆ	3	小さじ1/2	(しょうゆ3gの塩分は0.5g)
	だし汁	60ml	1/3カップ	
ながいもの酢のもの	ながいも	50		・ながいもはやまといもでもよい。
	きゅうり	20	1/5本	
	しょうが		少々	
	ごま油	2	小さじ1/2	
	酢	5	小さじ1	
	しょうゆ	3	小さじ1/2	
くだもの	オレンジ	100	大1/2個	(この献立のしょうゆ6gの塩分は0.9g)

作り方

すき焼き風煮
① 牛肉はうすいスライスを用います。
② 焼き豆腐2～3個に切ります。
③ はくさいはそぎ切り、ねぎはななめにうす切り、しゅんぎくは硬い茎を除きます。
④ しらたきは湯通しして包丁を入れます。
⑤ なべに油を熱し、牛肉を炒めてだし汁、砂糖、しょうゆを加えてさっと火を通し、器にとっておきます。
⑥ ⑤の煮汁にだし汁少々を加え、②、③、④、生しいたけを煮汁が残らないように煮ます。

肉団子とはくさいのスープ煮
① 合ひき肉、みじん切りのねぎ、かたくり粉、塩、こしょうをよく練り、3～5個の団子をつくります。
② はくさいはそぎ切り、にんじんはたんざく切り、生しいたけは4つ割にします。
③ さやえんどうはゆで、はるさめは水に硬めに戻しておきます。
④ なべに油を熱し、はくさい、にんじんを炒め、だし汁を加えて煮ます。
⑤ 煮立ったら①の肉団子を加え、砂糖、塩、しょうゆで調味、はるさめを加えます。

ながいもの酢のもの
① ながいもは皮をむき、うすいたんざく切り、きゅうりもたんざくに切ります。
② ごま油、酢、しょうゆ、おろししょうがを合わせて、ながいもときゅうりをあえます。

卵・豆腐・いも料理の献立

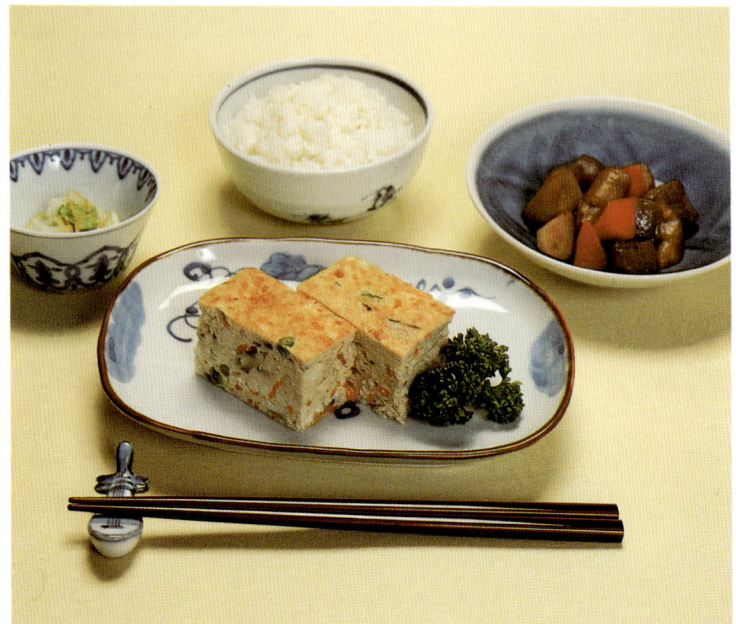

ごはん
ぎせい豆腐
野菜の炒め煮
はくさいの甘酢漬け

エネルギー　611 kcal
たんぱく質　24.4 g
脂質　　　　16.8 g
糖質　　　　87.4 g
塩分　　　　 2.5 g

ごはん
おでん
青菜浸し切り
　　　　ごまかけ
くだもの

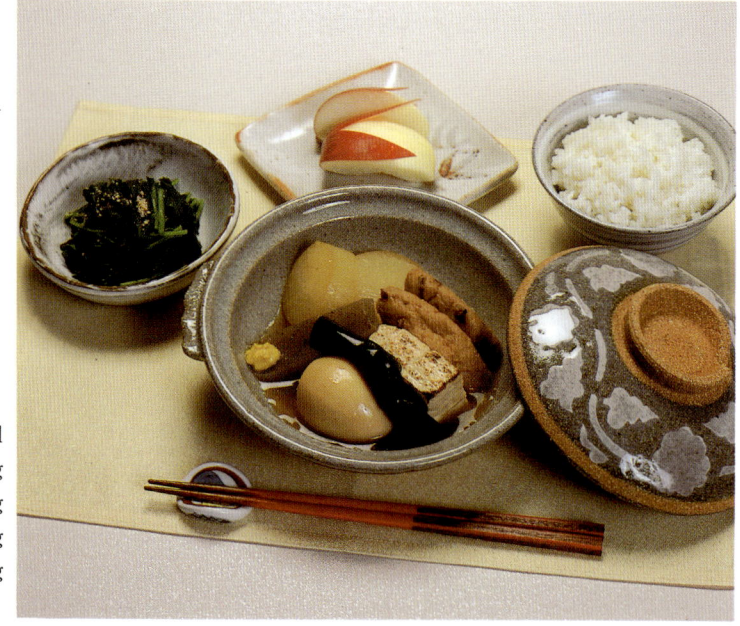

エネルギー　627 kcal
たんぱく質　26.2 g
脂質　　　　17.9 g
糖質　　　　88.9 g
塩分　　　　 2.7 g

ごはん（ふりかけ）
和風ハンバーグ
もやしのカレーサラダ

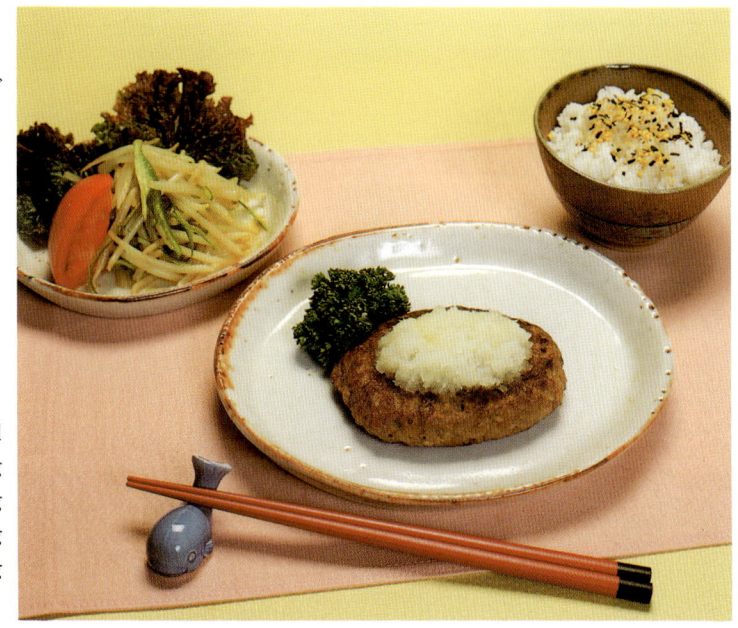

エネルギー	604 kcal
たんぱく質	25.6 g
脂質	17.6 g
糖質	83.0 g
塩分	2.3 g

卵および卵料理

栄養：卵はたんぱく質，脂肪，ビタミン類が豊富な栄養価の高い食品の代表です。とくに私たちの身体の中で合成することのできない必須アミノ酸をすべて含んでいます。

必要量：通常は1日に1個はとるようにします。血液中のコレステロールの高い人は半分または1日おきぐらいにするとよいでしょう。
　　　　卵1個とチーズ25 g（たとえば扇型1個）は大体同じ栄養価です。

献立：昼食や夕食の場合，卵だけでは主菜になりにくいので肉や豆腐類，野菜を組み合わせるとよいでしょう。たとえば炒り豆腐に卵を混ぜて焼いたぎせい豆腐や茶碗蒸しには魚や豆腐を加えるなどの工夫で，ボリュームが出て，ごはんのおかずになります。
　　　　朝食の卵料理には洋風なら野菜サラダや野菜のスープ煮を，和風には浸しやあえものなどを組み合わせます。

調理：卵料理は生でも半熟でも固茹ででも，好みの硬さで召し上がってください。

味付け：卵は塩分が少なくても食べやすい食品です。朝食によく用いられるゆで卵や目玉焼きなどの塩分は0.2～0.3 g（耳かき2杯ぐらい）で十分です。

90　卵・豆腐・いも料理の献立

ぎせい豆腐の献立

献立名	材料名　分量 g	めやす量	献立調理アドバイス
ごはん	ごはん　200	茶わん軽く2杯	
ぎせい豆腐	卵　50	1個	・具のたっぷり入った卵焼き。人気メニューのひとつです。
	とりひき肉　20		
	豆腐　70	1/4丁	
	にんじん　10		・糖尿病の方は砂糖は使わず、塩、しょうゆ、こしょうで味付けして五目卵焼きなどに。
	干ししいたけ　2	1枚	
	グリンピース　5		
	油　2	小さじ1/2	
	砂糖　5	大さじ1/2	
	塩　0.7	小さじ1/7	
	しょうゆ　3	小さじ1/2	
	油　2	小さじ1/2	
	だし汁　10 ml		
	パセリ	少々	
野菜の炒め煮	ごぼう　50	1/4本	・野菜の炒め煮はごぼう、にんじん、こんにゃくを乱切りにし、油で炒めてだし汁で煮、砂糖、しょうゆで調味する。
	にんじん　20	1/10本	
	こんにゃく　30	1/8枚	
	油　2	小さじ1/2	
	砂糖　2	小さじ2/3	
	しょうゆ　6	小さじ1	
	だし汁　30 ml	適量	
はくさいの甘酢漬け	はくさい　30		・はくさいは他にかぶ、だいこん、きゃべつ、きゅうりなど。
	塩　0.3	少々	・塩少々は耳かき2〜3杯
	砂糖　2	小さじ2/3	
	酢　5	小さじ1	
	ゆず	少々	(この献立のしょうゆ9gの塩分は1.4g)

おでんの献立

献立名	材料名　分量 g	めやす量	献立調理アドバイス
ごはん	ごはん　200	茶わん軽く2杯	
おでん	卵　50	1個	・冬の定番ですが、塩分をとりすぎるので注意して材料を選びましょう。
	焼き豆腐　50	1/5丁	
	がんもどき　40	1/2枚	(がんもどき40 gの塩分は0.2 g)
	だいこん　70		・ちくわやさつま揚げなどの練り製品にはかなりの塩分が含まれているので注意する。たとえばさつま揚げ1枚（60 g）に1.5 g含まれる。食塩制限10 gの方や家族の方は数品取り入れてもよい。この場合は味付けをうすくする。
	こんにゃく　30	1/8枚	
	こんぶ	少々	
	砂糖　4	大さじ1/2	
	しょうゆ　12	大さじ2/3	
	だし汁　80 ml	適量	
	粉がらし	少々	
青菜ひたし切りごまかけ	あしたば　70		
	しょうゆ　2	小さじ1/3	
	白ごま　2	小さじ2/3	
くだもの	りんご　80		(この献立のしょうゆ14gの塩分は2.1g)

和風ハンバーグの献立

献立名	材料名　分量 g	めやす量	献立調理アドバイス
ごはん	ごはん　200	茶わん軽く2杯	
	ふりかけ　1	少々	(ふりかけ1gの塩分は0.1g)
和風ハンバーグ	合びき肉　60		・豆腐を加え、だいこんおろしで
	豆腐　50	1/6丁	いただくハンバーグ、さっぱりし
	たまねぎ　20	1/10個	た味です。
	にんじん　10		豆腐の割合を増やして豆腐のハン
	干ししいたけ　2	1枚	バーグにしてもよい。
	油　1	小さじ1/4	・合びき肉は脂肪の少ないものを
	かたくり粉　5	大さじ1/2	用いる。他にとりひき肉でもよ
	白ごま　2	小さじ2/3	い。
	みりん　3	小さじ1/2	
	塩　0.8	小さじ1/6	
	しょうゆ　2	小さじ1/3	
	小麦粉　5	大さじ1/2	
	油　3	小さじ3/4	
	だいこん　50		
	しょうゆ　3	小さじ1/2	
	パセリ	少々	
もやしの	サニーレタス　20		
カレーサラダ	もやし　60	1カップ	・サラダの野菜は好みのものを。
	ピーマン　10	1/3個	
	トマト　30	1/6個	・もやしのカレーサラダはもやし
	サラダ油　3	小さじ3/4	を茹で、ピーマンは千切りにして
	酢　5	小さじ1	好みで茹でる。サラダ油、酢、
	塩　0.5	小さじ1/10	塩、カレー粉、こしょうを混ぜ
	カレー粉　0.5	小さじ1/4	て、野菜をあえる。
	こしょう	少々	(この献立のしょうゆ5gの塩分は0.8g)

作り方

　ぎせい豆腐
① 豆腐は水切りしてほぐしておきます。
② にんじんは千切り、干ししいたけは水に戻して千切りします。
③ なべに油を熱し、とりひき肉を炒めてにんじん、干ししいたけを加えて炒めます。
④ ③に豆腐、グリーンピースを加えて炒め、砂糖、塩、しょうゆで調味し、いり豆腐を作ります。
⑤ 卵を割りほぐし、だし汁少量を加えて④に加え、ゆるくかき混ぜながら半熟状にします。
⑥ 型に油をぬり、⑤を流し入れて焼き、適当な大きさに切り分けます。

　和風ハンバーグ
① 豆腐は水切りしてほぐします。
② たまねぎ、にんじんはみじん切り、干ししいたけは水に戻して荒いみじん切りにします。
③ 油を熱してたまねぎ、にんじん、干ししいたけを炒め、半量の合びき肉を加えて炒め、荒熱をとります。
④ ボールに③、豆腐、残りのとりひき肉、かたくり粉、みりん、塩、しょうゆ、いりごまを混ぜて練り、小判型に丸めます。
⑤ ④に小麦粉をはたいて、油で両面焼きます。
⑥ だいこんはおろして、しょうゆを混ぜ、器に盛ったハンバーグの上にのせます。

卵・豆腐・いも料理の献立

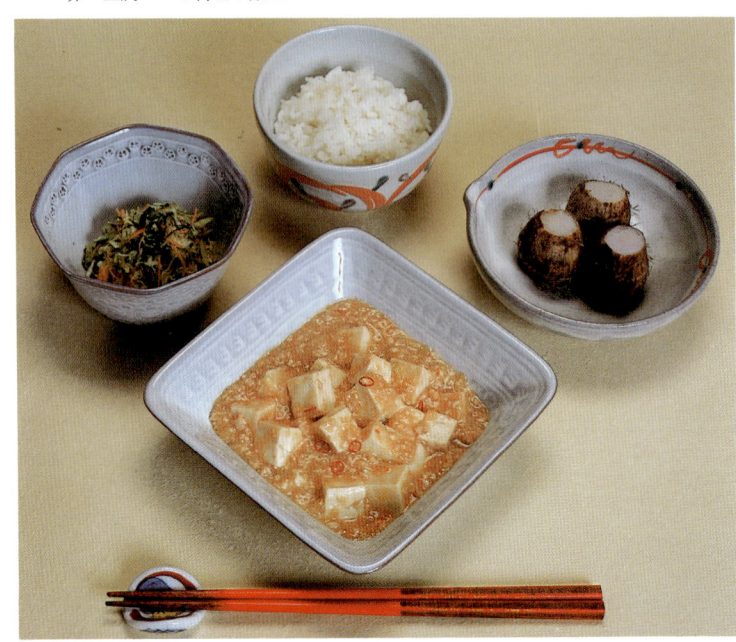

ごはん
豆腐とひき肉のみそ炒め
きぬかつぎ
千草漬け

エネルギー 601 kcal
たんぱく質 25.3 g
脂質 15.3 g
糖質 86.8 g
塩分 2.6 g

ごはん
信田煮
なすのからし漬け
くだもの

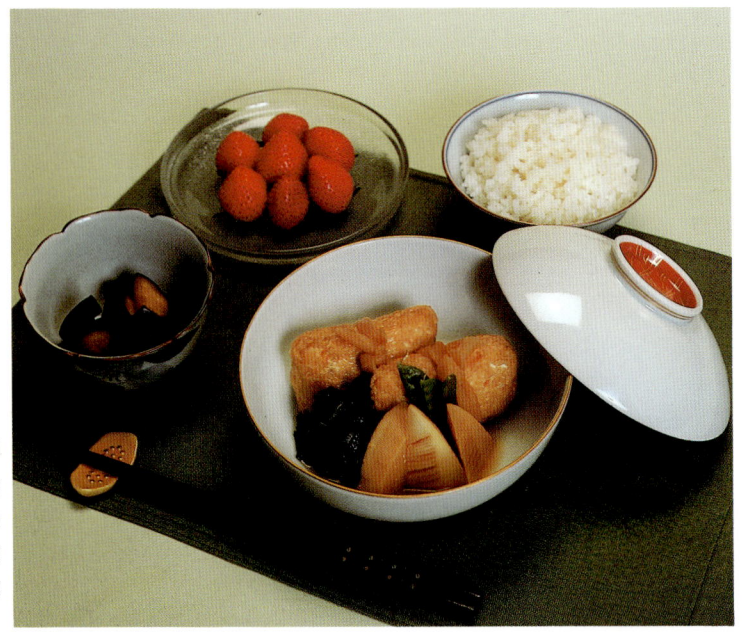

エネルギー 593 kcal
たんぱく質 26.2 g
脂質 14.6 g
糖質 89.2 g
塩分 2.7 g

ごはん
生揚げはさみ焼き
　　くずあんかけ
えだまめ
とりときゅうりの
　　　　酢のもの

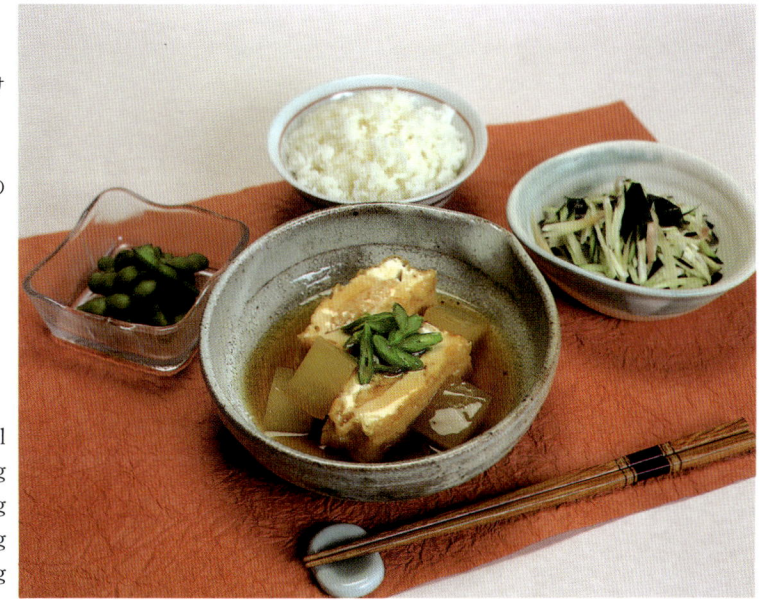

エネルギー　581 kcal
たんぱく質　26.2 g
脂質　　　　15.9 g
糖質　　　　79.3 g
塩分　　　　 2.4 g

豆腐類および豆腐料理（大豆製品）

栄養：大豆は畑の肉といわれ，植物性たんぱく質の代表，動脈硬化を防ぐ不飽和脂肪酸や食物せんいなども含んだ優れた食品です。

必要量：大豆をはじめ豆腐，納豆，生揚げ，凍り豆腐，きなこなどの大豆製品を1日に1回はとるようにしましょう。えだまめや黒豆も大豆の仲間です。豆腐なら1/3丁程度，納豆なら1個です。

調理：大豆は野菜と一緒に五目大豆やサラダ，スープ煮などにします。

　　　豆腐は簡単な冷奴をはじめ，湯豆腐，いり豆腐，田楽，白あえなどいろいろな調理ができます。

　　　焼き豆腐や生揚げは主に煮ものなど，凍り豆腐は煮ものやあえものにします。豆腐類はひき肉や野菜など合わせて調理すると主菜になります。

※ワーファリンを服用している方へ

　ワーファリンという坑凝固剤を服用している人は納豆とクロレラをとらないようにします。納豆菌は腸でビタミンKを合成してしまうからです。ビタミンKは血液を固めるように働きます。また緑黄色野菜にもビタミンKが含まれますが，ふつうに食べる程度は問題ありません。

豆腐とひき肉のみそ炒めの献立

献立名	材料名　分量 g	めやす量	献立調理アドバイス
ごはん	ごはん　200	茶わん軽く2杯	
豆腐とひき肉の 　　みそ炒め	豆腐　100	1/3丁	・とうがらしをきかせた中国風の炒めもの。麻婆豆腐のことです。ごはんがすすみます。
	合びき肉　40		
	ねぎ　30		
	しょうが	少々	
	赤とうがらし	少々	
	油　5	小さじ1強	
	砂糖　1	小さじ1/3	
	みそ　5	小さじ1弱	（みそ5gの塩分は0.6g）
	しょうゆ　6	小さじ1	（しょうゆ6gの塩分は0.9g）
	かたくり粉　3	小さじ1	
	だし汁　20 ml	少々	
きぬかつぎ	さといも　100	3個	・さといもの他、焼きいも、蒸しかぼちゃなど。
	塩　0.3	少々	
千草漬け	きゃべつ　50	1枚	
	にんじん　10		
	きゅうり　10		・千草漬けは千切りしたきゃべつ、にんじん、きゅうりを塩でもみ、しその葉、しょうがの千切りを混ぜる。
	しその葉	1枚	
	しょうが	少々	
	塩　0.7	小さじ1/7	

信田煮の献立

献立名	材料名　分量 g	めやす量	献立調理アドバイス
ごはん	ごはん　200	茶わん軽く2杯	
信田煮	油揚げ　30	1枚	・袋状にひらいた油揚げに具を詰めて煮ます。季節の野菜を一緒に煮合わせます。たけのこの他、ふき、だいこん、にんじん、青菜など好みのものを。
	豆腐　50	1/6丁	
	とりひき肉　30		
	ねぎ　10		
	にんじん　10		
	しらたき　20	1/9個	
	干ししいたけ　2	1枚	
	塩　0.5	小さじ1/10	
	かたくり粉　3	小さじ1	
	かんぴょう　3	少々	
	たけのこ　50		
	生わかめ　10		（生わかめの塩分は0.2g）
	さやえんどう　3		・生わかめは水でよく洗う
	砂糖　4	大さじ1/2	
	しょうゆ　10	大さじ1/2	
	だし汁　70 ml	適量	
なすのからし漬け	なす　30	1/2個	・なすのからし漬けはなすを1cmぐらいの輪か半月に切って、塩でもむ。溶きがらしとしょうゆを合わせて軽くしぼったなすをあえる。
	塩	少々	
	粉がらし　0.3	少々	
	しょうゆ　2	小さじ1/3	
くだもの	いちご　100	中6〜7粒	（この献立のしょうゆ12gの塩分は1.8g）

生揚げはさみ焼き　くずあんかけの献立

献立名	材料名　分量 g	めやす量	献立調理アドバイス
ごはん	ごはん　200	茶わん軽く 2 杯	
生揚げはさみ焼き くずあんかけ	生揚げ　80	1/2 枚	・生揚げに肉団子の材料を詰めて煮る料理。生揚げの代わりに豆腐でも同じようにできます。くずあんをかけると食べやすくなります。とうがんは皮をむいて角切りにし、だし汁で煮て調味、かたくり粉でとろみをつけます。とうがんの他、もやし、にんじん、たけのこ、しいたけなどで五目あんかけにすると色どりがよい。
	とりひき肉　30		
	ねぎ　20		
	しょうが	少々	
	塩　0.5	小さじ 1/10	
	こしょう	少々	
	かたくり粉　3	小さじ 1	
	油　3	小さじ 3/4	
	とうがん　50		
	さやいんげん　5		
	砂糖　3	小さじ 1	
	しょうゆ　7	小さじ 1 強	（この献立のしょうゆ 10 g の塩分は 1.5 g）
	だし汁　50 ml	1/4 カップ	
	かたくり粉　2	小さじ 2/3	
えだまめ	えだまめ　30		・えだまめは茹でてあついうちに塩をふる。食べるとき塩気を感じます。
	塩　0.3	少々	
なすときゅうりの 酢のもの	なす　30	1/2 個	・なすときゅうりの酢のものはなすを千切りにして水にさらし、水気をしぼる。きゅうり、みょうがは千切り。生わかめは水に戻して切る。酢、しょうゆで調味する。
	きゅうり　20	1/5 本	
	みょうが　10	1 個	
	生わかめ　5		
	酢　5	小さじ 1	
	しょうゆ　3	小さじ 1/2	

作り方

　豆腐とひき肉のみそ炒め
① 豆腐は水切りし、角切りにします。
② 油を熱してねぎ、しょうが、赤とうがらしのみじん切りを炒め、合びき肉を加えます。
③ ② に豆腐を加えて手早く炒め、調味料とだし汁、水溶きのかたくり粉を合わせたものを流し入れひと煮立ちさせます。

　信田煮
① 油揚げは 2 等分して開き、湯通しします。
② 豆腐は水切りしてほぐし、かんぴょうは水に戻しておきます。
③ ねぎ、にんじんはみじん切り、しらたきは湯通しして 1 cm ぐらいに切ります。干ししいたけは水に戻して荒みじんに切ります。
④ とりひき肉、豆腐、③、塩を合わせてよく練り、① の油揚げにつめて、かんぴょうでしばります。
⑤ なべに ④ を並べてだし汁を入れて煮ます。途中で砂糖、しょうゆを加えて調味します。
⑥ たけのこは適当な大きさに切って下茹でし、生わかめは水に戻して包丁を入れます。さやえんどうは茹でます。
⑦ ⑤ の煮汁をとってだし汁少々を加え、たけのこ、生わかめを煮ます。
⑧ 器に信田煮とたけのこ、わかめを盛り合わせ、さやえんどうをそえます。

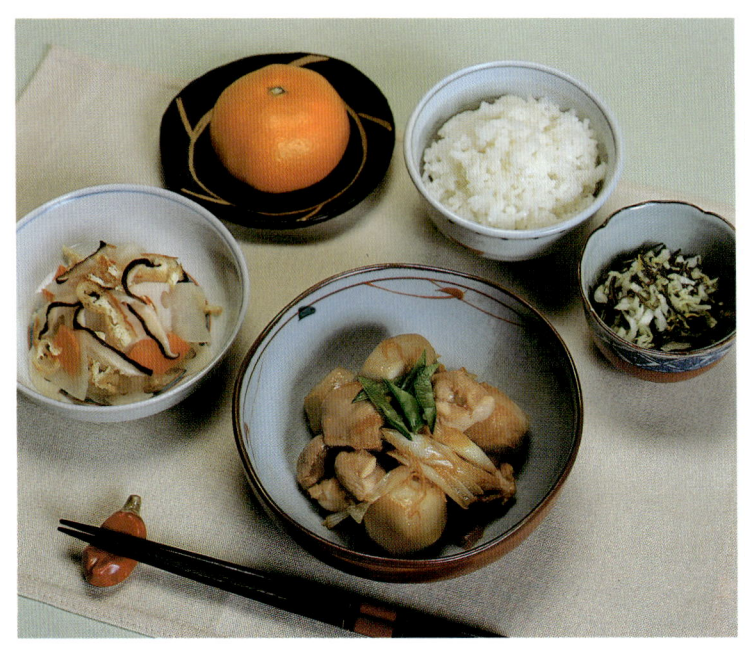

ごはん
とり肉とさといもの
　　　　　　油炒め
焼きなます
きゃべつの即席漬け
くだもの

エネルギー 610 kcal
たんぱく質　　22.9 g
脂質　　　　　12.6 g
糖質　　　　　99.6 g
塩分　　　　　 2.3 g

ゆかりごはん
ポテト入り卵焼き
青菜のごまみそあえ

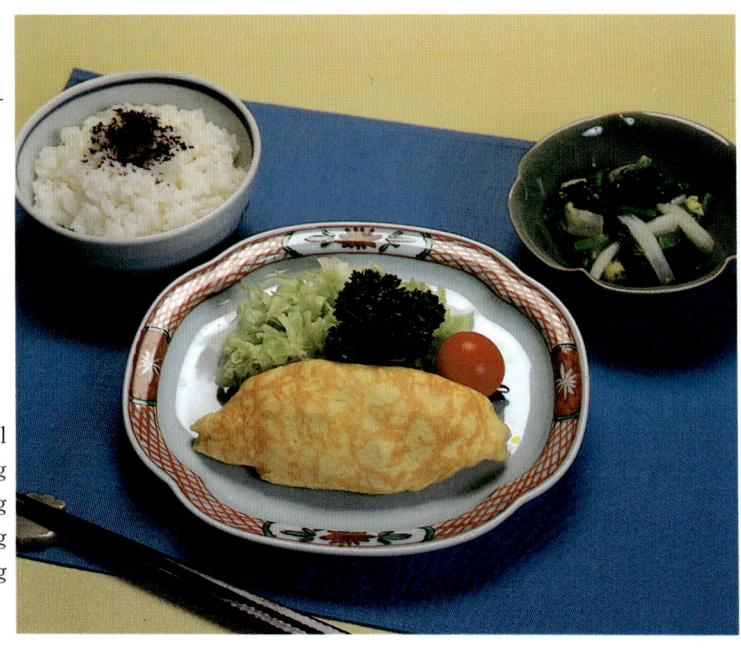

エネルギー 586 kcal
たんぱく質　　23.7 g
脂質　　　　　16.2 g
糖質　　　　　82.6 g
塩分　　　　　 2.5 g

58
ごはん
コロッケ
なすのトマト煮
きゅうりもみ

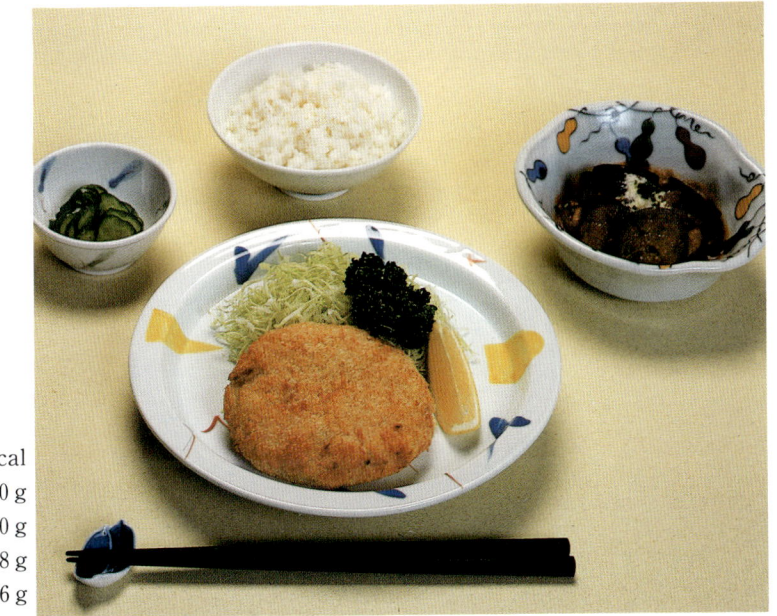

エネルギー 607 kcal
たんぱく質　18.0 g
脂質　　　　15.0 g
糖質　　　　95.8 g
塩分　　　　 2.6 g

いも類およびいも料理

栄養：いも類は糖質を主にした食品ですが，ビタミンCや食物せんいを含んでいます。
野菜の中でも糖質の多いかぼちゃ，とうもろこし，そら豆，あずきやいんげん豆などの豆類もいも類と同じように考えます。ただし，少量なら野菜として扱ってかまいません。

必要量：じゃがいも，さつまいも，さといも，やまのいもなど，1日に1回は食べるようにします。じゃがいもなら中1個ぐらいで，これはごはん1/2杯分に相当します。

献立：いも類もたとえばコロッケやとり肉とさといもの炒めものなどのように肉や野菜と合わせると主菜になります。
焼きいもなどを多めに食べる場合は主食と考え，ごはんやパンの代わりにします。

調理：いも類やとうもろこしは塩分が少なくても食べやすい食品の一つです。焼きいもや茹でとうもろこしは食品の持ち味を生かした食べ方です。またさつまいもやかぼちゃはだし汁だけで煮てもおいしく食べられます。（あつい内にどうぞ）

とり肉とさといもの油いための献立

献立名	材料名 分量g	めやす量	献立調理アドバイス
ごはん	ごはん 200	茶わん軽く2杯	
とり肉とさといもの油炒め	とりもも肉 60 さといも 100 ねぎ 20 しょうが 油 5 しょうゆ 9 さやえんどう 3	 3個 少々 小さじ1強 大さじ1/2 少々	・大きく切ったとり肉とさといもを中国風に炒めた料理。食品の持ち味の生きた一品です。 （しょうゆ9gの塩分は1.4g）
焼きなます	油揚げ 5 だいこん 20 にんじん 20 れんこん 20 生しいたけ 10 砂糖 3 酢 7 塩 0.3	1/6枚 1/10本 1枚 小さじ1 小さじ1 少々	・焼きなますは油揚げ、生しいたけをさっと焼いて5mm幅に切る。だいこん、にんじんはうすいたんざく切り。れんこんはうす切りにして酢水で茹でる。調味料を合わせてあえる。
きゃべつの即席漬け	きゃべつ 30 こんぶ 塩 0.5 ゆず	1/2枚 少々 小さじ1/10 少々	・野菜ははくさい、きゅうり、だいこんなど好みのものを。
くだもの	みかん 100	1個	

ポテト入り卵焼きの献立

献立名	材料名 分量g	めやす量	献立調理アドバイス
ゆかりごはん	ごはん 200 ゆかり 1	茶わん軽く2杯 少々	・ゆかり1gの塩分は0.5g。塩やしょうゆのかわりに野菜のあえものに用いてもよい。
ポテト入り卵焼き	卵 50 とりむね肉皮なし 30 じゃがいも 50 たまねぎ 20 油 2 砂糖 2 しょうゆ 6 だし汁 10 油 3 レタス 30 酢 3 しょうゆ 2 プチトマト 10 パセリ	1個 中1/2個 1/10個 小さじ1/2 小さじ2/3 小さじ1 少々 小さじ3/4 小さじ3/5 小さじ1/3 1個 少々	・とり肉とじゃがいもを甘辛く煮てオムレツ風に焼きます。ごはんのおかずにもなる卵料理です。 （この献立のしょうゆ8gの塩分は1.2g）
青菜のごまみそあえ	こまつな 40 はくさい 40 ねりごま 5 砂糖 1 みそ 5	 小さじ1 小さじ1/3 小さじ1弱	・野菜は好みのものを。 （みそ5gの塩分は0.6g）

コロッケの献立

献立名	材料名	分量 g	めやす量	献立調理アドバイス
ごはん	ごはん	200	茶わん軽く2杯	
コロッケ	じゃがいも	70	小1個	・どなたにも好まれるコロッケです。
	合びき肉	30		揚げると油が多くなるので、焼きました。油は1/3ぐらいです。
	たまねぎ	20	1/10個	
	油	1	小さじ1/4	・このコロッケ1個は230 kcalあり、ごはん1.5杯と同じエネルギーです。
	塩	1	小1/5	
	こしょう		少々	
	小麦粉	6	大さじ2/3	市販のものは肉が少ないですが、もっと高エネルギーです。
	卵	5	1/10個	
	パン粉	8	大さじ2	・1,400 kcal以下の場合はごはんと交換するとよいでしょう。
	油	5	小さじ1強	
	きゃべつ	30	1/2枚	(パン粉8 gの塩分は0.1 g)
	パセリ		少々	
	ソース	5	小さじ1	(ソース5 gの塩分は0.4 g)
なすのトマト煮	なす	60	1個	
	たまねぎ	20	1/10個	・なすのトマト煮はなすを5 mm厚さの輪切り、たまねぎは千切り、トマトは角切り。油でたまねぎを炒め、なす、トマトを加えて水を入れて煮、塩、トマトケチャップ、こしょうで調味する。
	トマト	20	1/9個	
	サラダ油	3	小3/4	
	トマトケチャップ	10	大さじ1/2	
	塩	0.5	小さじ1/10	
	こしょう		少々	
	水	30 ml	少々	(トマトケチャップ10 gの塩分は0.4 g)
	パセリ		少々	
	粉チーズ	3	大さじ1/2	(粉チーズ3 gの塩分は0.1 g)
きゅうりもみ	きゅうり	20	1/5本	
	塩	0.2	少々	・塩少々は耳かき2杯ぐらい

作り方

とり肉とさといもの油炒め

① とりもも肉は一口大に切ります。
② さといもは皮をむいて一口大に切り、竹串がとおるぐらいに茹でます。ねぎはうすいななめ切り、しょうがは千切り。
③ 油を熱して、しょうが、ねぎを炒め、とり肉、さといもの順に加え、なべはだからしょうゆを流し入れます。

ポテト入り卵焼き

① とりむね肉は小さく切ります。
② じゃがいもは皮をむき、3 mm厚さのいちょう切りにしてかために茹でておきます。
③ たまねぎは荒く千切りにします。
④ 油を熱してたまねぎを炒めて、とり肉を加えて火を通し、じゃがいもを加え、だし汁、砂糖、しょうゆで煮ます。
⑤ フライパンに油を熱し、溶いた卵を流し入れて箸で数回かき混ぜ、半熟状に丸く広げ、④の具をのせて包み火を通します。
※卵に具を混ぜて焼いてもよい。

コロッケ

① じゃがいもは皮をむいて丸ごと軟らかく茹でるか、蒸して、あたたかいうちにつぶします。
② 油でたまねぎのみじん切りを炒め、合びき肉を加えて炒め、塩、こしょうで調味します。
③ ①と②を混ぜ合わせて小判型に丸め、卵と水で溶いた小麦粉、パン粉をつけます。
④ 油を熱して③を両面色よく焼き、器に盛り、きゃべつの千切りとパセリを付け合わせます。

ごはんものの献立

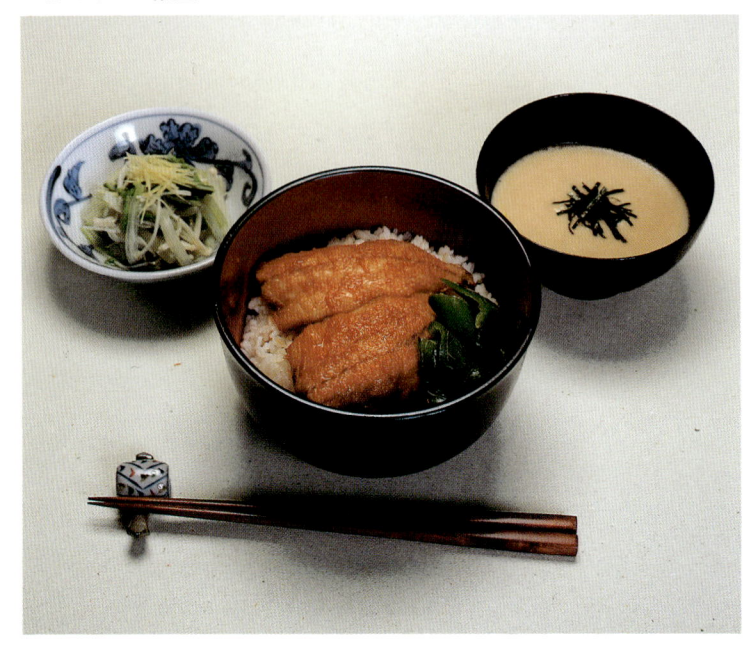

あじのかば焼き
　　　　　どんぶり
とろろ汁
はくさいとえのき
　　たけの酢のもの

エネルギー 580 kcal
たんぱく質 24.4 g
脂質 11.5 g
糖質 91.1 g
塩分 2.6 g

鉄火どんぶり
炒り豆腐
青菜のおかかあえ
くだもの

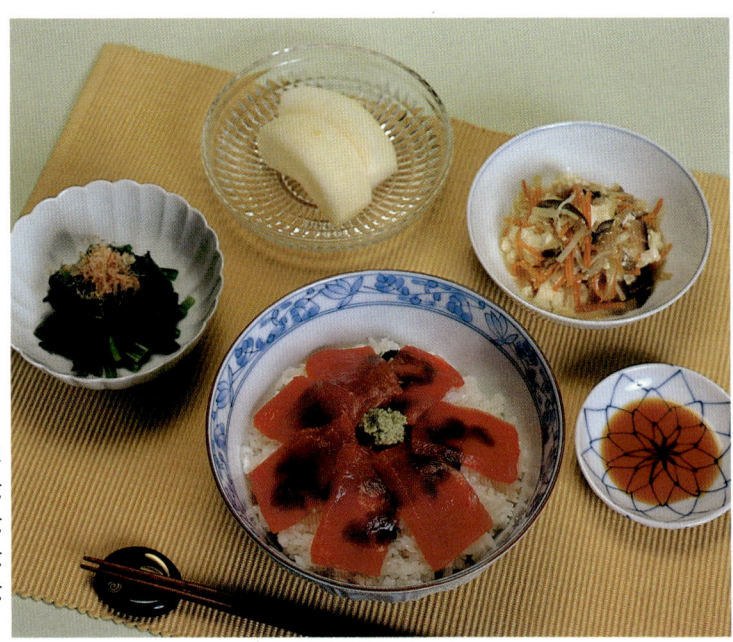

エネルギー 589 kcal
たんぱく質 35.9 g
脂質 9.4 g
糖質 88.8 g
塩分 2.7 g

おかかチャーハン
五目大豆
だいこんとツナのあえもの
くだもの

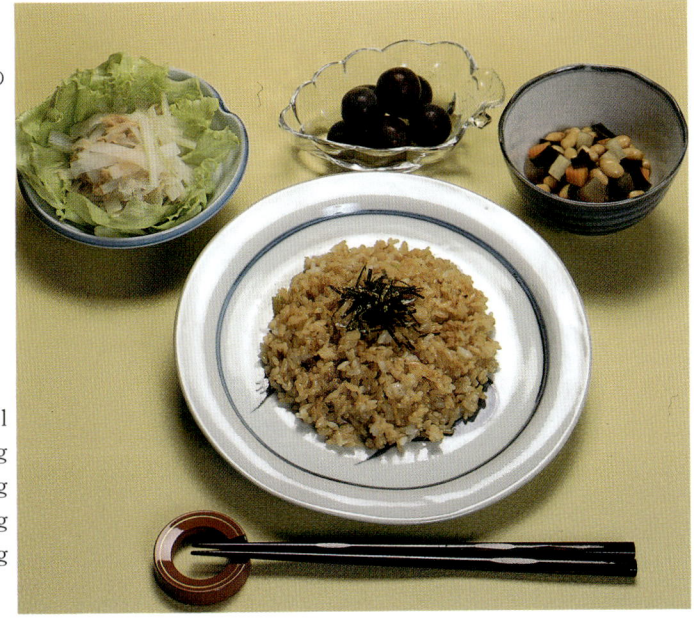

エネルギー	604 kcal
たんぱく質	21.6 g
脂質	16.1 g
糖質	89.7 g
塩分	2.6 g

穀類およびごはんもの①

栄養：ごはん，パン，もち，めん類，スパゲティなどの穀類は糖質の多い食品であり，主に身体を動かすエネルギー源になります。食物せんいも含まれています。

必要量：通常1日に必要なエネルギーの55〜60％を糖質からとるとよいのです。したがって、1800 kcalではたとえばごはん軽く5杯半、1600 kcalではごはんを軽く4杯半はとるようにします。

　現在、ごはんを減らす傾向にありますが、副食のとりすぎや肉食につながるので注意してください。また、ごはんは太ると思っている人がいますが、ごはん110 g（茶わん軽く1杯）はパン60 g（6枚切り1枚）、または干めんやスパゲティは40 g、またはもちは70 g（大1杯）または小麦粉2/5カップと同じエネルギー（160 kcal）ですから、何を食べてもかまいません。

　穀類のとりすぎは体重の増加をまねくことはいうまでもありません。

あじのかば焼きどんぶりの献立

献立名	材料名	分量 g	めやす量	献立調理アドバイス
あじのかば焼きどんぶり	ごはん	200	茶わん軽く2杯	・あじを揚げて、かば焼きにしてごはんにのせます。いわしやさんまでも同じようにできます。(ただし、魚のエネルギーは増えますから糖尿病の方は要注意です)
	あじ	70	1尾	
	しょうが		少々	
	小麦粉	5	大さじ1/2	
	揚げ油	5		
	砂糖	2	小さじ2/3	・から揚げの油の吸収量は7%で計算。
	みりん	4	小さじ2/3	
	酒	4	小さじ1弱	
	しょうゆ	7	小さじ1強	
	だし汁	8 ml	少々	
	ピーマン	20	2/3個	・ピーマンは他にししとうなど。
とろろ汁	やまといも	70		・とろろ汁はやまといもの皮をむいてすり鉢ですり、しょうゆと混ぜただし汁を少しずつ加えます。
	しょうゆ	5	小さじ1弱	
	だし汁	60 ml	1/3カップ弱	
	焼きのり		少々	
はくさいとえのきたけのあえもの	はくさい	70		・野菜は季節の好みのものを。
	えのきたけ	20		
	しょうが		少々	
	砂糖	1	小さじ1/3	
	酢	5	小さじ1	
	しょうゆ	3	小さじ1/2	(この献立のしょうゆ15gの塩分は2.3g)

鉄火どんぶりの献立

献立名	材料名	分量 g	めやす量	献立調理アドバイス
鉄火どんぶり	ごはん	200	茶わん軽く2杯	・おなじみのどんぶりものですが酢めしの塩はかなり控えています。(外食の半分です)
	砂糖	5	大さじ1/2	
	酢	12	大さじ1弱	
	塩	0.7	小さじ1/7	
	まぐろ赤身	70		・糖尿病の場合は酢めしの砂糖が多いので、ごはんとさしみにする。
	焼きのり		少々	
	粉わさび		少々	
	しょうゆ	5	小さじ1弱	
いり豆腐	豆腐	80	1/4丁	・豆腐の他、おからでも同様に。
	にんじん	20	1/10本	
	ねぎ	20		・いり豆腐は野菜を各々千切りして、油で炒め、水切りした豆腐を加え、砂糖、しょうゆで調味する。
	干ししいたけ	2	1枚	
	しょうが		少々	
	油	3	小さじ3/4	
	砂糖	2	小さじ2/3	
	しょうゆ	5	小さじ1弱	
青菜のおかかあえ	ほうれんそう	70		・青菜は好みのものを。
	花がつお		少々	
	しょうゆ	2	小さじ1/3	
くだもの	なし	100	1/2個	(この献立のしょうゆ12gの塩分は1.8g)

おかかチャーハンの献立

献立名	材料名　分量g	めやす量	献立調理アドバイス
おかかチャーハン	ごはん　200	茶わん軽く2杯	・残りごはんがある時など、簡単に作れます。ごはんと油だけなので副菜（たんぱく質と野菜）を組合わせます。
	ねぎ　10		
	しょうが	少々	
	油　7	大さじ1/2	
	花がつお	少々	
	しょうゆ　10	大さじ1/2	
	酒　5	小さじ1	
	焼きのり	少々	
五目大豆	大豆　20	1/6カップ	・ゆで大豆を使うと簡単にできます。
	ごぼう　10		
	にんじん　10		
	こんにゃく　20	1/9枚	
	こんぶ	少々	
	砂糖　2	小さじ2/3	
	しょうゆ　3	小さじ1/2	
だいこんとツナのあえもの	レタス　20	1枚	だいこんとツナのあえものはだいこん、セロリーをたんざくに切り、たまねぎは千切りにして水にさらす。ツナに調味料を混ぜ、野菜をあえる。 （ツナ20gの塩分は0.3g）
	だいこん　30		
	たまねぎ　10		
	セロリー　10		
	ツナ（缶）　20		
	酢　5	小さじ1	
	しょうゆ　2	小さじ1/3	
くだもの	ぶどう　80		（この献立のしょうゆ15gの塩分は2.3g）

作り方

　あじのかば焼きどんぶり
① あじは3枚におろし、おろししょうがを混ぜておきます。
② 砂糖、みりん、酒、しょうゆ、だし汁をあわせて火にかけ、少しあたためてつけ汁を作ります。
③ なべに油を熱し、あじに小麦粉をまぶしてから揚げにし、②のつけ汁につけます。
④ ピーマンは種をだし、1cm幅ぐらいに切り、網で焼きます。
⑤ 器にごはんを盛り、あじをのせ、残ったつけ汁をかけ、ピーマンをそえます。
　鉄火どんぶり
① 砂糖、酢、塩を合わせます。
② 炊き上がったごはんに①をまぜて冷ましておきます。
③ まぐろは赤身のさしみ用を求め、盛りつける寸前にそぎ切りにします。
④ 器に酢めしを盛り、焼きのりをふり、その上にまぐろを並べ、わさびをそえます。
＊使えるしょうゆが限られているので、まぐろをしょうゆ、わさびであえて酢めしにのせたり、まぐろを小さめに切ってしょうゆ、わさびであえて、酢めしに混ぜてもよい。
　おかかチャーハン
① ごはんはほぐしておきます。
② ねぎは小口切り、しょうがは千切りにします。
③ フライパンに油を熱してねぎ、しょうがを炒め、ごはんを加えて切るように炒めます。
④ なべはだからしょうゆ、酒を流し入れ、花がつおを混ぜ、器に盛って焼きのりをふります。

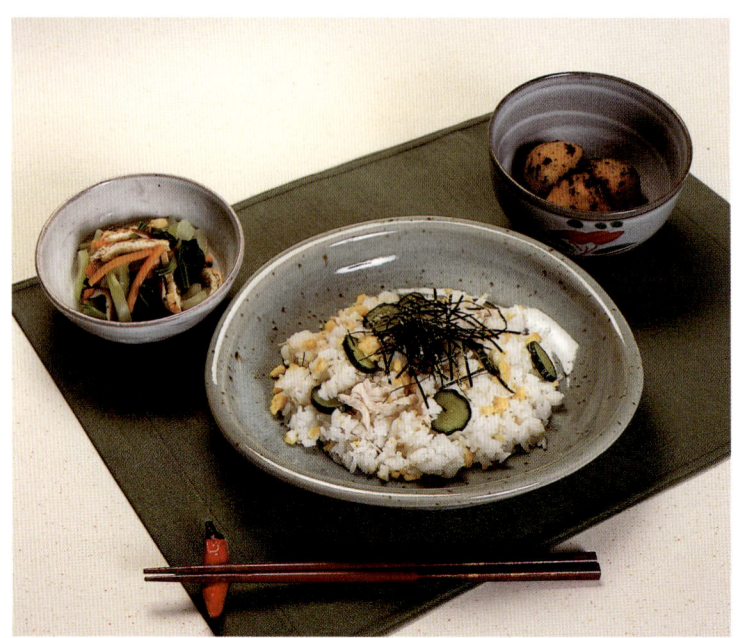

かしわずし
ポテトのごま煮
青菜のからしあえ

エネルギー 571 kcal
たんぱく質　　23.6 g
脂質　　　　　11.7 g
糖質　　　　　90.0 g
塩分　　　　　 2.8 g

親子どんぶり
冷やしかぼちゃ
いんげんとトマトの
　　　　あえもの

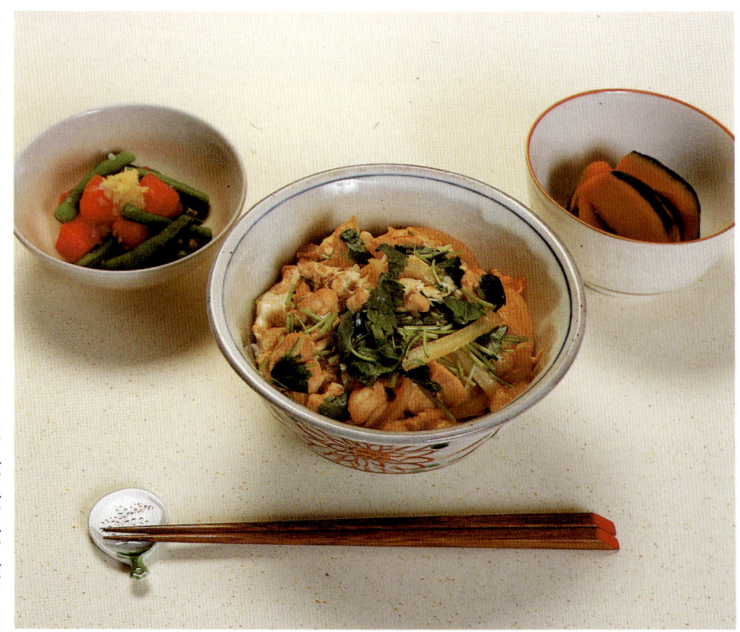

エネルギー 604 kcal
たんぱく質　　29.7 g
脂質　　　　　 8.4 g
糖質　　　　　98.6 g
塩分　　　　　 2.6 g

山家飯
茶わん蒸し
なすの油焼き
くだもの

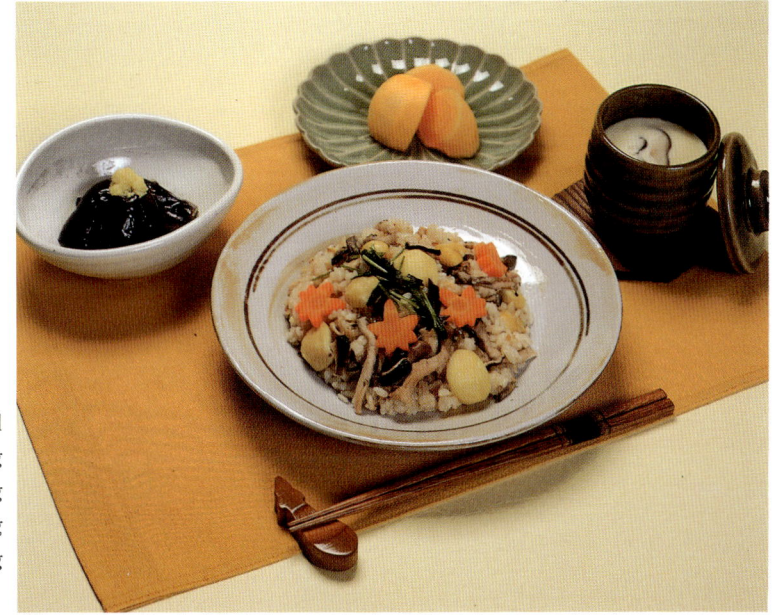

エネルギー　595 kcal
たんぱく質　23.4 g
脂質　　　　10.9 g
糖質　　　　99.9 g
塩分　　　　 2.7 g

穀類およびごはんもの②

献立：穀類は糖質以外の栄養素が少ないので，副食にたんぱく質とビタミン，ミネラルの含まれる食品を組み合わせてバランスをとることが必要です。すでに述べたように主食と魚や肉料理などのたんぱく質と十分な野菜の組み合わせが基本です。

　　　ごはんやめんに魚類や肉類や豆腐類と野菜をたっぷり使ったごはんもの（混ぜごはん，カレーライスなど）やめん（五目焼きそばなど）は簡単に作ることができ，一品でバランスのよいものになります。

調理：100ページからのごはんものやめんの献立は、外食のものやテイクアウトのものより塩分，脂肪をかなり減らしてあります。量の多い料理はうす味の方がおいしく食べられます。めん類はふつう1人分5gぐらいの塩分を使いますが、塩分制限の場合は3gぐらいしか使えません。したがってつけ汁やかけ汁にして用いると食べやすくなります。

不適当な食品：インスタントラーメン，カップめんなどは飽和脂肪酸や塩分が多いので好ましくありません。

かしわずしの献立

献立名	材料名　分量 g	めやす量	献立調理アドバイス
かしわずし	ごはん　200	茶わん軽く2杯	・夏向きのさっぱりしたおすし。きゅうりの塩もみを梅干し3g（1/3個をみじん切り）としその葉にかえてもよい。
	砂糖　5	大さじ1/2	
	酢　12	大さじ2/3	
	塩　0.7	小さじ1/7	
	卵　25	1/2個	
	油　1	小さじ1/4	・糖尿病の場合はごはんととりの酒蒸しなどに。
	とりささみ　40	1本	
	ねぎ　5		
	しょうが	少々	
	酒　2	小さじ2/5	
	きゅうり　30	1/3本	
	塩　0.5	小さじ1/10	
	焼きのり	少々	
ポテトのごま煮	じゃがいも　100	中1個	・じゃがいも100gはごはん軽く1/2杯と同じエネルギーです。
	油　3	小さじ3/4	
	しょうゆ　4	小さじ2/3	
	だし汁　30 ml	適量	
	黒ごま　3	小さじ1	
青菜のからしあえ	油揚げ　5	1/6枚	
	チンゲンツァイ　50		
	にんじん　10		
	生しいたけ　10	1枚	
	粉がらし　0.5	少々	・野菜は好みのものを。
	しょうゆ　3	小さじ1/2	（この献立のしょうゆ7gの塩分は1.1g）

親子どんぶりの献立

献立名	材料名　分量 g	めやす量	献立調理アドバイス
親子どんぶり	ごはん　200	茶わん軽く2杯	・具をたっぷり入れたおなじみの親子どんぶりです。
	卵　50	1個	
	とりむね肉皮なし　60		・ごはんの量を減らす場合はごはんと親子煮を別々に盛る。
	たまねぎ　50	1/4個	
	みつば　10		
	砂糖　4	大さじ1/2	・とり肉の嫌いな方は豚もも肉にかえる。
	酒　3	小さじ3/5	
	しょうゆ　12	大さじ2/3	
	だし汁　40 ml	1/5カップ	
冷やしかぼちゃ	かぼちゃ　100		・糖尿病の場合は砂糖を使わずだしで煮たり、蒸しかぼちゃにする。
	砂糖　5	大さじ1/2	
	しょうゆ　1	小さじ1/6	
	だし汁　30 ml	適量	・かぼちゃの他、さつまいも、さといもなど。かぼちゃ100gはごはん軽く1/2杯と同じエネルギーです。
いんげんとトマトのあえもの	さやいんげん　30		
	トマト　30	1/6個	
	たまねぎ　10		
	しょうが	少々	
	酢　5	小さじ1	
	しょうゆ　3	小さじ1/2	（この献立のしょうゆ16gの塩分は2.4g）

山家飯の献立

献立名	材料名	分量 g	めやす量	献立調理アドバイス
山家飯	米 40		1/4 カップ	・きのこ類、くり、ぎんなんなどで秋らしさを演出したごはんです。その他にんじん、たけのこ、さつまいもなども使えます。
	もち米 40		1/4 カップ	
	水 90		1/2 カップ弱	
	とりむね肉 30			
	しめじたけ 20			
	生しいたけ 10		1枚	
	みりん 5		小さじ1弱	
	塩 1		小さじ1/5	
	しょうゆ 2		小さじ1/3	
	くり甘露煮 30			・秋には生のくりを茹でて用いる。
	ぎんなん 5			・糖尿病の方はくりの甘露煮はさける。
	にんじん 10			
	みつば 5		少々	
茶わん蒸し	卵 40		4/5個	
	とりささみ 10		小1/3本	
	干ししいたけ 1		少々	
	塩 0.7		小さじ1/7	
	しょうゆ 1		小さじ1/6	
	だし汁 100 ml		1/2 カップ	・ゆずや木の芽を加えると香りがよい。
なすの油焼き	なす 80		1個	
	油 4		小さじ1	
	しょうゆ 3		小さじ1/2	（この献立のしょうゆ6gの塩分は0.9g）
	しょうが		少々	
くだもの	かき 80		1/2個	・くだものは季節のしゅんのものを。

作り方

かしわずし
① 砂糖、酢、塩を合わせ、炊き上がったごはんに混ぜ、冷ましておきます。
② 油を熱し、割りほぐした卵を流し入れていり卵をつくります。
③ とりささみは酒をふり、ぶつ切りのねぎ、うす切りのしょうがと合わせて蒸し、冷めたら小さくほぐします。
④ きゅうりは小口切りして塩をふり、もんで軽くしぼります。
⑤ 酢めしにとり肉、いり卵、きゅうりの塩もみを混ぜます。
⑥ ⑤を器に盛って、切りのりをかけます。

ポテトのごま煮
① じゃがいもは皮をむき、4〜8切れに切ります。黒ごまはいってすります。
② 油を熱し、じゃがいもをよく炒め、だし汁を加えて煮、軟らかくなったら、なべはだからしょうゆを注ぎ入れ、味がしみたら、すりごまを混ぜます。

山家飯
① 米ともち米を合わせて水洗いし、分量の水に浸します。
② とりむね肉は皮を除き、小さく切ります。
③ しめじたけは根を除きほぐします。生しいたけは石づきをとり5 mmぐらいの幅に切ります。
④ とり肉にだし汁、みりん、しょうゆ、塩を加えて煮、しめじたけ、生しいたけを加えます。
⑤ ④の煮汁を①に加え、上に④をのせて、炊きます。（煮汁分の水を減らします）
⑥ にんじんは型を抜いて、さっと茹で、みつばは2 cmぐらいに切って茹でます。
⑦ ぎんなんはいって、皮を除きます。
⑧ 器にごはんを盛り、くりの甘露煮、ぎんなん、にんじん、みつばをちらします。

108 ごはんものの献立

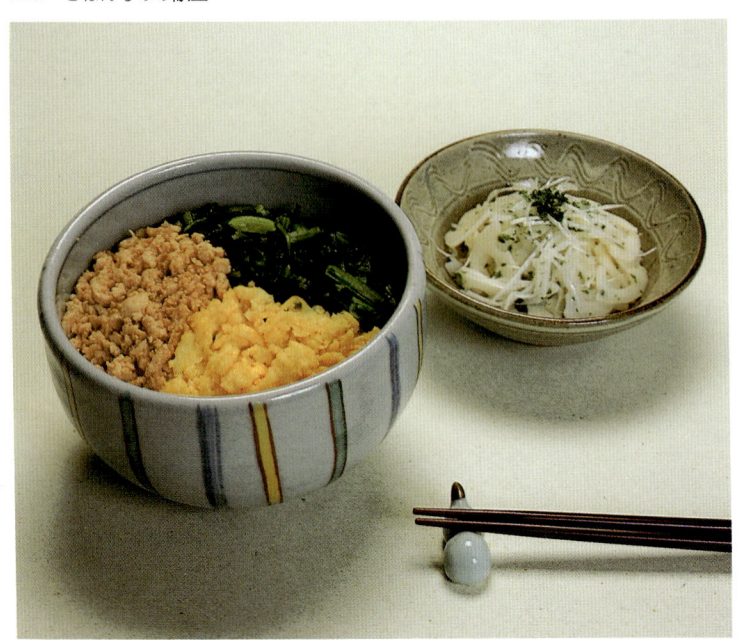

三色どんぶり
れんこんとねぎの
　　　サラダ

エネルギー　603 kcal
たんぱく質　　28.7 g
脂質　　　　　16.2 g
糖質　　　　　81.3 g
塩分　　　　　　2.4 g

牛肉どんぶり
コーンとわかめの
　　　酢のもの
くだもの

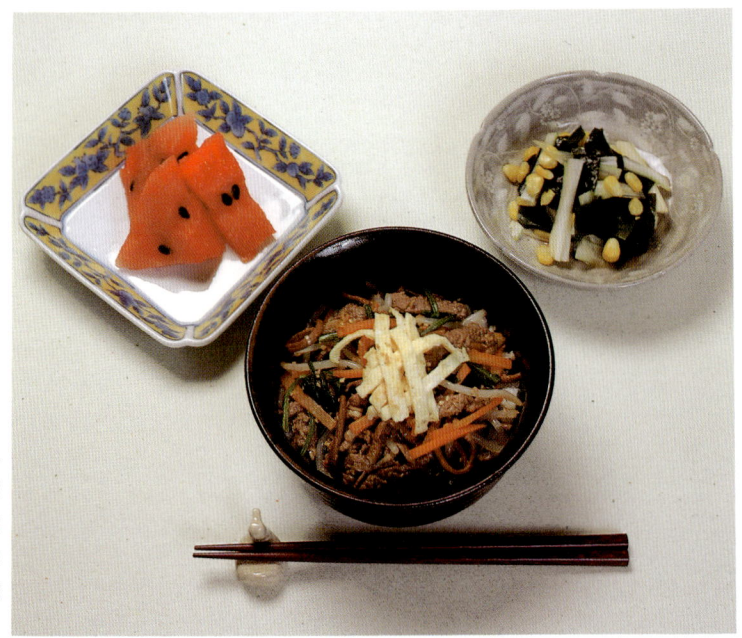

エネルギー　579 kcal
たんぱく質　　25.7 g
脂質　　　　　10.9 g
糖質　　　　　92.3 g
塩分　　　　　　2.5 g

豚肉ごぼうごはん
ポテトきんぴら
和風サラダ

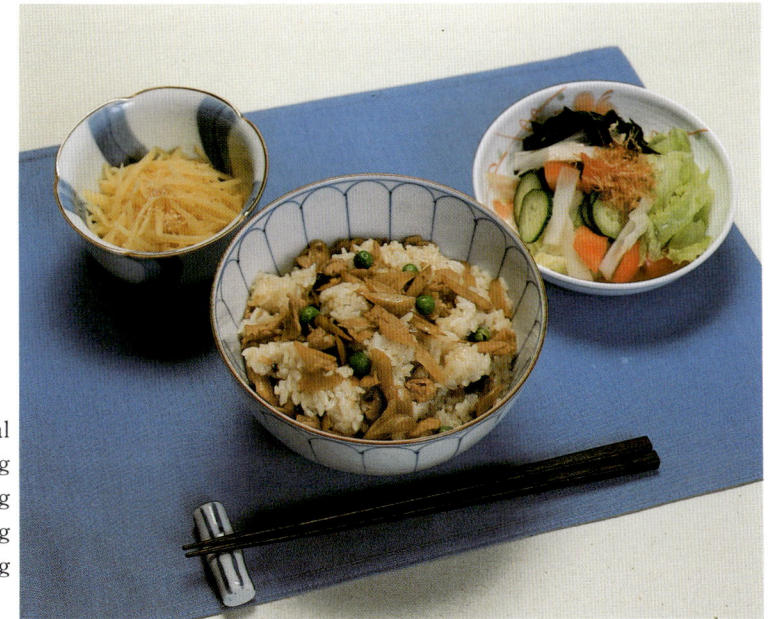

エネルギー 606 kcal
たんぱく質   24.2 g
脂質   14.0 g
糖質   93.5 g
塩分   2.8 g

くだもの

栄養：くだものは主に糖質の多い食品ですが，ビタミン，ミネラル，食物せんいも豊富に含まれています。
　　　くだもののとりすぎは中性脂肪を増やす原因になります。

必要量：新鮮な季節のくだものを毎日食べましょう。ただし，口当たりがよく，つい食べすぎてしまいますから注意しましょう。1日にみかんなら2個ぐらい，りんごなら1/2個ぐらい，バナナなら1本，もも・なし・かきなどは1個，キウイフルーツは小2個ぐらいが適量です。くだものは野菜の代わりにはなりません。
　　　100％果汁（砂糖なし）は1カップが，たとえばみかん2個と同じエネルギーです。くだものの代わりにたまには飲んでもよいでしょう。

不適当な食品：市販のジュース（加糖のもの），缶詰などは砂糖が多いので不適当です。
　　　また，干しくだものは果糖が多く，エネルギーも多いので注意して下さい。

※カルシウム拮抗剤を服用している方へ
　　　カルシウム拮抗剤を服用している方はグレープフルーツやグレープフルーツジュースと一緒に飲まないようにして下さい。
　　　薬の吸収率を高めるため，血圧が低くなったり，ふらついたりするからです。

三色どんぶりの献立

献立名	材料名　分量g	めやす量	献立調理アドバイス
三色どんぶり	ごはん　200	茶わん軽く2杯	・どなたにも好まれるどんぶりもの。
	とりひき肉　60		
	油　3	小さじ3/4	・とりひき肉は合びき肉でもよい。脂肪の少ないものを用います。
	砂糖　4	大さじ1/2	
	しょうゆ　9	大さじ1/2	
	だし汁　10ml	少々	
	卵　50	1個	・糖尿病の方は砂糖が多いので、ごはんとひき肉入りオムレツやとり肉と野菜の卵とじなどにします。
	砂糖　2	小さじ2/3	
	油　2	小さじ1/2	
	こまつな　50		
	しょうゆ　2	小さじ1/3	
	だし汁　2ml	少々	
れんこんとねぎのあえもの	れんこん　50		・れんこんとねぎのあえものはれんこんを4つ割にし、うす切りにして茹で、ねぎはななめにうす切り、パセリは荒みじん切り。サラダ油、酢、塩、こしょう、しょうゆを合わせて、野菜をあえる。れんこんは歯ざわりよく茹でる。
	ねぎ　20		
	パセリ	少々	
	サラダ油　3	小さじ3/4	
	酢　5	小さじ1	
	塩　0.3	少々	
	こしょう	少々	
	しょうゆ　2	小さじ2/3	

(この献立のしょうゆ13gの塩分は2.0g)

牛肉どんぶりの献立

献立名	材料名　分量g	めやす量	献立調理アドバイス
牛肉どんぶり	ごはん　200	茶わん軽く2杯	・牛肉と野菜を合わせた簡単などんぶり。これ1品でたんぱく質も野菜も十分です。野菜は好みのものを。
	牛もも肉　60		
	ほうれんそう　40		
	にんじん　20	1/10本	
	もやし　30	1/2カップ	
	ぜんまい(茹で)　20		
	ねぎ　10		
	しょうが	少々	
	白ごま　1	小さじ1/3	・糖尿病の方は1食の砂糖が3g程度なら問題ありません。気になるようなら砂糖ぬきで
	ごま油　3	小さじ3/4	
	砂糖　3	小さじ1	
	しょうゆ　12	大さじ2/3	
	酢　3	小さじ3/5	
	卵　10	1/5個	
	油　1	小さじ1/4	
コーンとわかめの酢のもの	とうもろこし　30	1/4本	・コーンとわかめの酢のものはとうもろこしを茹でて、粒を芯からはずす。セロリーはたんざく切り、生わかめは水に戻し適当に切り、調味料であえる。とうもろこしは冷凍でもよい。
	セロリー　30	1/3本	
	生わかめ　10		
	砂糖　1	小さじ1/3	
	酢　5	小さじ1	
	しょうゆ　3	小さじ1/2	
くだもの	すいか　150		

(この献立のしょうゆ15gの塩分は2.3g)

豚肉ごぼうごはんの献立

献立名	材料名　分量 g	めやす量	献立調理アドバイス
豚肉ごぼうごはん	ごはん　200	茶わん軽く2杯	
	豚もも肉　60		・合性のよい豚肉とごぼうのごは
	ごぼう　30	1/6本	ん。
	干ししいたけ　3	1枚	新ごぼうならなおおいしく食べら
	グリーンピース　5		れます。牛もも肉でも同様に
	しょうが	少々	・糖尿病の方は砂糖を使わなくて
	ごま油　4	小さじ1	もよいでしょう。
	砂糖　3	小さじ1	
	みりん　5	小さじ1弱	
	しょうゆ　12	大さじ2/3	
	だし汁　30 ml	少々	
ポテトきんぴら	じゃがいも　80	小1個	・ポテトきんぴらは、いもを千切
	油　3	小さじ3/4	りにして水にさらし、ざるにあげ
	塩　0.3	少々	る。油を熱していもを炒め、塩、
	しょうゆ　1	小1/6	しょうゆ、切りごまを加える。
	白ごま　2	小さじ2/3	・塩少々は耳かき2〜3杯
和風サラダ	レタス　20	1枚	・サラダの野菜は好みのものを、
	きゅうり　20	1/5本	家族の方は塩分を足すとよい。
	うど　20		
	トマト　30	1/6本	
	生わかめ　10		
	花がつお	少々	
	酢　5	小さじ1	
	しょうゆ　2	小さじ1/3	(この献立のしょうゆ15gの塩分は2.3g)

作り方

三色どんぶり

① とりそぼろをつくります。とりひき肉は脂肪の少ないものを選び、熱した油で炒めてだし汁を加え、よく混ぜながら煮て、砂糖、しょうゆで調味します。
② 卵は割りほぐし、砂糖を加えて、熱した油でいって、いり卵をつくります。
③ こまつなは茹でて1〜2 cmの長さに切り、しょうゆとだし汁を合わせたものであえます。
④ 器にご飯を盛り、とりそぼろ、いり卵、青菜のひたしをきれいに盛ります。

牛肉どんぶり

① 牛もも肉はうす切りして、小さく切ります。
② ほうれんそうは茹でて、3 cmぐらいの長さに切ります。にんじんはたんざく切りにして茹でます。もやしは茹でます。ぜんまい（茹で）は湯通しして3 cmぐらいに切ります。
③ 卵は割りほぐして、うす焼きにして、5 mm幅のたんざく切りにします。
④ ねぎ、しょうがは荒いみじん切り、白ごまはいって、切りごまにします。
⑤ ボールにごま油、砂糖、酢、しょうゆを合わせ、ねぎ、しょうが、切りごまを加えます。
⑥ ⑤の半分を肉に混ぜて火にかけ、混ぜながら火を通します。
⑦ ボールにほうれんそう、もやし、ぜんまいを合わせ、⑤の残りを加えて混ぜ合わせます。
⑧ ⑥の肉と⑦の野菜を混ぜ合わせます。
⑨ どんぶりにごはんを盛り、⑧をのせ、卵を飾ります。

豚肉ごぼうごはん

① 豚もも肉は細かく切り、ごぼうはささがきして水にはなし、ざるにあげます。
② 干ししいたけはもどして千切り、しょうがは千切り、グリンピースは茹でます。
③ 油で野菜を炒め、だし汁、調味料を加えて煮ます。肉を加え、煮汁が少し残る程度に煮て、ごはんに混ぜます。

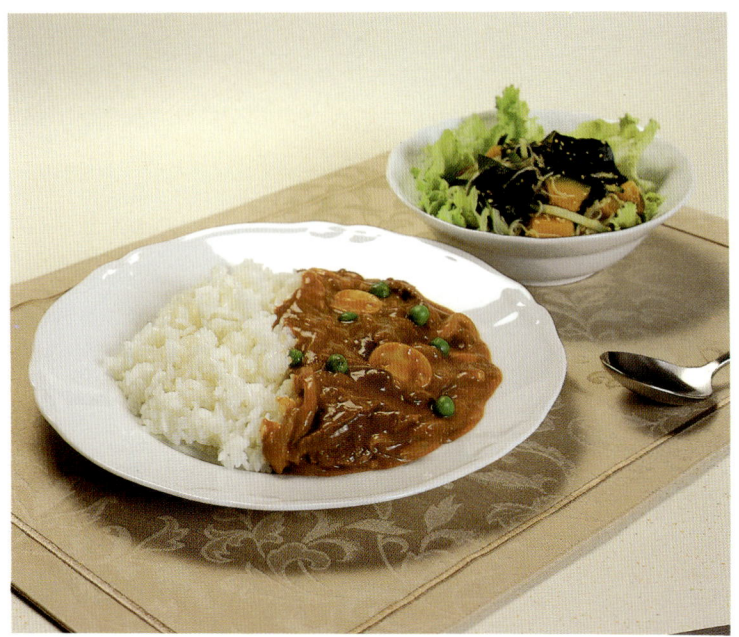

ハヤシライス
かぼちゃのサラダ

エネルギー 584 kcal
たんぱく質　22.3 g
脂質　　　　11.7 g
糖質　　　　94.5 g
塩分　　　　 2.7 g

五目チャーハン
ぶどう豆
青菜のいそあえ

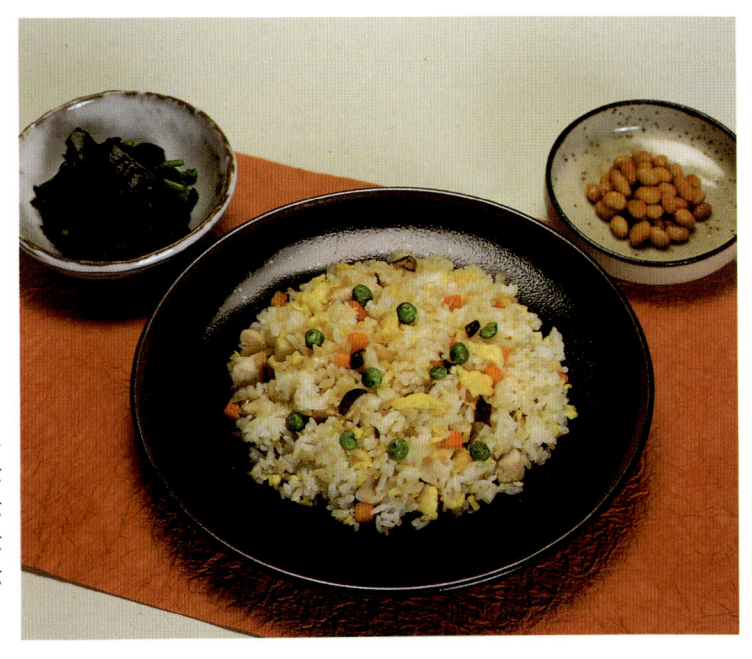

エネルギー 606 kcal
たんぱく質　27.1 g
脂質　　　　17.9 g
糖質　　　　81.7 g
塩分　　　　 2.6 g

ドライカレー
みょうがのサラダ
くだもの

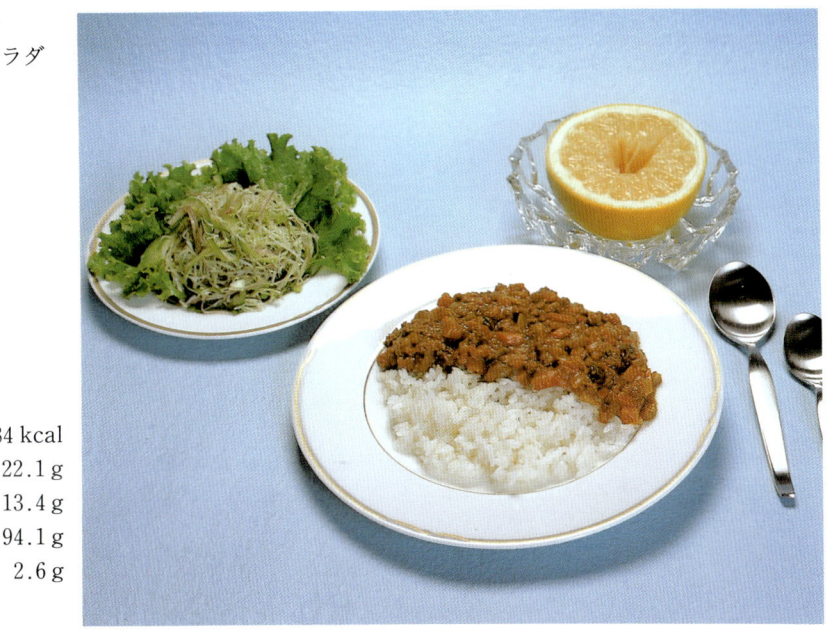

エネルギー 584 kcal
たんぱく質　22.1 g
脂質　　　　13.4 g
糖質　　　　94.1 g
塩分　　　　 2.6 g

油脂類
栄養：主にエネルギー源になります。植物油の主な成分は不飽和脂肪酸です。不飽和脂肪酸は酸化されやすく，酸化されたものは有害ですから，保存に気をつけましょう。冷暗所に置き，新しいうちに使うようにします。

必要量：油は1日に1,600 kcal 以上では20 g（大さじ1杯半），1,400 kcal 以下では10 g程度（大さじ3/4杯）がめやすです。サラダ油やてんぷら油，マヨネーズ，ドレッシングなどを使います。サフラワー油でもなたね油でも大豆油でもオリーブ油でもかまいません。一つのものに偏らないようにしてください。またごまやピーナツ，くるみなども油と同じ仲間です。エネルギーが多いのでとりすぎに注意しましょう。

調理：油を使うと味つけがうすくても食べやすくなります。材料を炒めてまわりからしょうゆを少々流し入れるなど試してください。

不適当な食品：ラード，ヘット，バター，生クリームなどの動物性脂肪はとらないようにします。

ハヤシライスの献立

献立名	材料名　分量 g	めやす量	献立調理アドバイス
ハヤシライス	ごはん　200	茶わん軽く2杯	・小麦粉をいって作るハヤシライス、ちょっと手間はかかりますがさっぱりした手づくりの味です。
	牛もも肉　60		
	たまねぎ　70	1/3個	
	マッシュルーム(缶)　20		
	グリーンピース　5		・市販のルウは1人分150〜200 kcal、塩分は2〜4gです。
	しょうが	少々	
	にんにく	少々	
	油　5	小さじ1強	
	小麦粉　10	大さじ1	
	コンソメ　0.5		(コンソメ0.5gの塩分は0.3g)
	トマトケチャップ　5	小さじ1弱	(トマトケチャップ5gの塩分は0.2g)
	塩　1.3	小さじ1/4弱	・ロリエ、こしょうなど好みの香辛料を加える。
	水　130 ml		
かぼちゃのサラダ	レタス　20		・かぼちゃのサラダはかぼちゃの皮をむき、1.5cm角ぐらいに切って蒸す。はるさめは湯に戻し包丁を入れ、きゅうりは千切り、生わかめは水に戻して適当な大きさに切る。ごま油と調味料であえ、レタスの上に盛り、切りごまをかける。
	かぼちゃ　50		
	きゅうり　10		
	はるさめ　5		
	生わかめ　5		
	ごま油　1	小さじ1/4	
	砂糖　1	小さじ1/3	
	酢　7	大さじ1/2	
	しょうゆ　3	小さじ1/2	(しょうゆ3gの塩分は0.5g)
	白ごま　1	小さじ1/3	

五目チャーハンの献立

献立名	材料名　分量 g	めやす量	献立調理アドバイス
五目チャーハン	ごはん　200	茶わん軽く2杯	・具のたくさん入ったチャーハンです。ごはんの量を減らす場合も具はたっぷり使いましょう。1,400 kcal以下は1日の油は10gがめやすですから、他の2食は油を使わないようにします。
	卵　25	1/2個	
	油　2	小さじ1/2	
	とりむね肉皮なし　40		
	たけのこ　20		
	にんじん　20	1/10本	
	ねぎ　10		
	干ししいたけ　2	1枚	・五目チャーハンの卵はいり卵、とり肉は小間切れ、たけのこ、にんじんは小さく角切りにして茹でる。ねぎは小口切り。油でねぎを炒め、とり肉、野菜を加えて炒め、塩1gとこしょうをふる。ごはんを加えて炒め、残りの塩0.5gをふり、なべはだからしょうゆを流し入れる。
	グリーンピース　5		
	油　8	大さじ2/3	
	塩　1.5	小さじ1/3弱	
	こしょう	少々	
	しょうゆ　2	小さじ1/3	
ぶどう豆	大豆　15		
	砂糖　7	大さじ1/2	・糖尿病の場合はえだまめ、いり大豆などにかえる。
	しょうゆ　1	小さじ1/6	
青菜のいそあえ	しゅんぎく　70		・青菜は好みのものを。
	生わかめ　5		
	酢　3	小さじ3/5	
	しょうゆ　3	小さじ1/2	(この献立のしょうゆ6gの塩分は0.9g)

ドライカレーの献立

献立名	材料名　分量 g	めやす量	献立調理アドバイス
ドライカレー	ごはん　200	茶わん軽く 2 杯	・ひき肉と野菜のミートソースをごはんにかけて食べます。カレーとトマトの味でどなたにも好まれます。
	合びき肉　60		
	たまねぎ　50	1/4 個	
	にんじん　10		
	セロリー　10		
	ホールトマト(缶)　40		(ホールトマト(缶) 40 g の塩分は 0.3 g)
	干しぶどう　5		(トマトケチャップ 5 g の塩分は 0.2 g)
	油　3	小さじ 3/4	(ソース 3 g の塩分は 0.2 g)
	小麦粉　3	小さじ 1	
	カレー粉　3	大さじ 1/2	
	トマトケチャップ　5	小さじ 1	
	しょうゆ　5	小さじ 1 弱	
	ソース　3	小さじ 3/5	
	塩　0.3	少々	
	こしょう	少々	
	コンソメ　0.5		(コンソメ 0.5 g の塩分は 0.3 g)
	ロリエ	少々	
みょうがのサラダ	リーフレタス　20		・みょうがのサラダはきゃべつ、ピーマンは千切り、みょうがはうす切り、たまねぎはみじん切り。調味料を混ぜて野菜をあえ、レタスの上に盛る。
	きゃべつ　30		
	ピーマン　10	1/3 個	
	みょうが　10	1 個	
	たまねぎ　5		
	砂糖　1	小さじ 1/3	
	サラダ油　3	小さじ 3/4	
	酢　5	小さじ 1	
	しょうゆ　3	小さじ 1/2	
	粉がらし	少々	
くだもの	グレープフルーツ　100	1/2 個	(この献立のしょうゆ 8 g の塩分は 1.2 g)

作り方

ハヤシライス

① 牛もも肉はうす切りにして、小さく切ります。
② にんにく、しょうがはみじん切りにします。
③ たまねぎは 5 mm ぐらいの千切り、マッシュルームはスライスします。
④ グリンピースは茹でます。冷凍の場合は常温に戻します。
⑤ フライパンに小麦粉を入れ、ごく弱火で、きつね色になるまで炒めます。
⑥ なべに油を熱して、にんにく、しょうがを炒め、たまねぎを加えて弱火ですきとおるまでよく炒めます。
⑦ ⑥に牛肉を加えて炒め、コンソメ、水、ロリエ、トマトケチャップを加えて煮、途中であくをとります。
⑧ ⑦の煮汁をとって⑤の小麦粉を溶き、少しずつ⑦に加えてかき混ぜながら煮込みます。
⑨ 塩、こしょうで調味し、グリーンピースでいろどりをそえます。

ドライカレー

① たまねぎ、にんじん、セロリーはみじん切り、ホールトマトは種をだして、荒く切ります。
② 油でたまねぎをよく炒めて、ひき肉を加えて炒め、にんじん、セロリーを加えます。
③ ひき肉に火が通ったら、小麦粉、カレー粉をふり入れてよくなじませ、ホールトマト、調味料、干しぶどうを加え、ミートソース状に煮こみます。

めんの献立

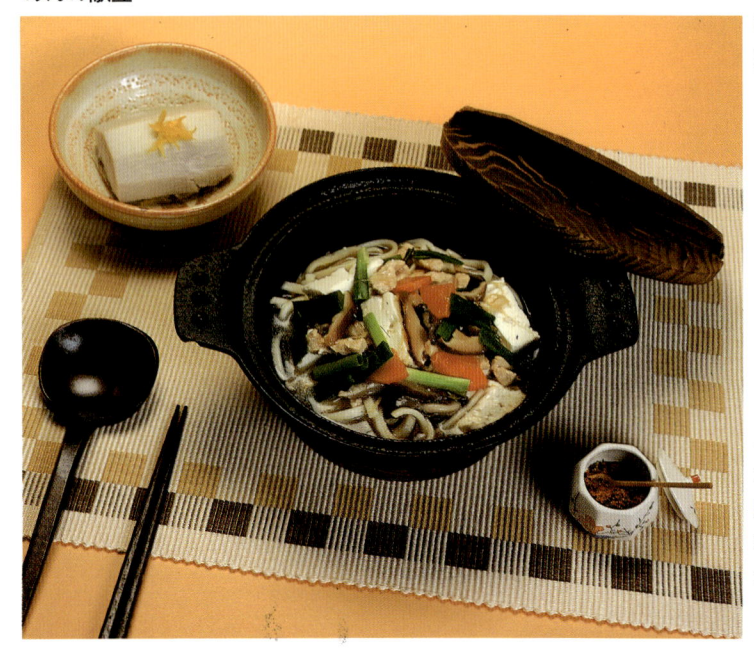

けんちんうどん
京いもの煮もの

エネルギー 597 kcal
たんぱく質　26.9 g
脂質　　　　13.2 g
糖質　　　　94.2 g
塩分　　　　 2.7 g

とりみそうどん
焼きいも
トマト

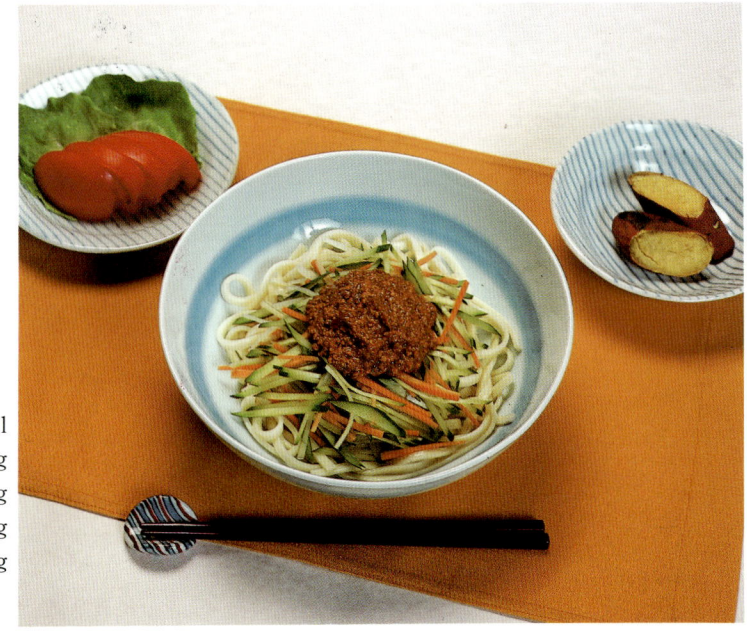

エネルギー 607 kcal
たんぱく質　23.6 g
脂質　　　　14.8 g
糖質　　　　89.7 g
塩分　　　　 2.7 g

冷やしきつねそば
バナナのヨーグルトあえ

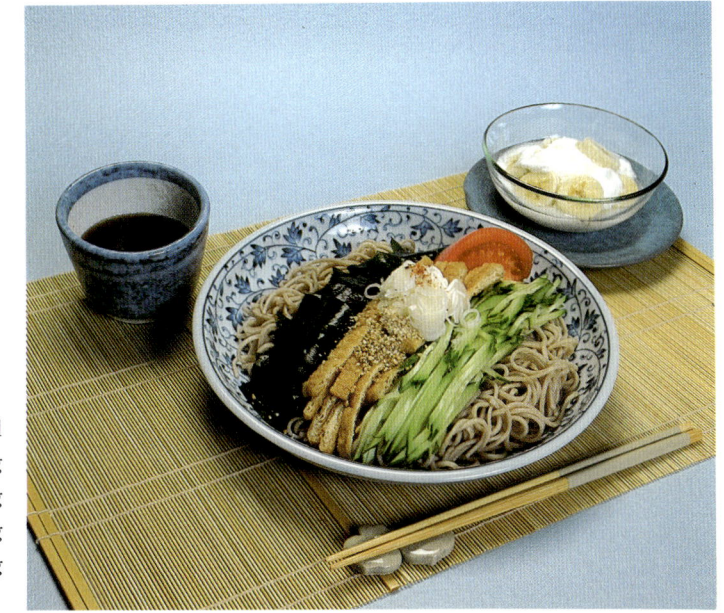

エネルギー	616 kcal
たんぱく質	24.0 g
脂質	14.0 g
糖質	97.8 g
塩分	2.6 g

牛乳類

栄養：卵と同じように良質たんぱく質の豊富な食品であり，ビタミン，カルシウムなどがバランスよく含まれています。とくにカルシウムは吸収されやすい形で含まれています。

必要量：日本人はカルシウムが不足している人が多いので牛乳として1日に1カップ（200 ml）はとりたいものです。

　　牛乳以外にヨーグルト（できるだけプレーン），スキムミルク，低脂肪牛乳，カテージチーズなどもよい食品です。

※牛乳を飲めない方へ

　　よく下痢をするからと牛乳を飲まない人がいますが，それは長い間牛乳を飲まないため，乳児期にあった消化酵素が減ってしまうからです。少しずつ飲んで，徐々に慣らせば，また飲めるようになります。

　　また，牛乳がきらいな人や匂いが気になる人はコーヒーや紅茶や抹茶を混ぜたり，ホワイトソースをつくってグラタンやドリア，クリーム煮にしたり，とうもろこしやにんじんのポタージュなどにすると食べやすくなりますから，いろいろ試してください。

けんちんうどんの献立

献立名	材料名　分量g	めやす量	献立調理アドバイス
けんちんうどん	干しうどん　80		・豆腐やきのこなどを炒めて加える具の多いうどんです。バランスのよい一品です。
	豆腐　100	1/3丁	
	とりむね肉　30		
	にんじん　20	1/10本	・干しうどんは茹でると3倍の分量になる。
	しめじたけ　30		(干めん80gを茹でると塩分は0.7g)
	えのきたけ　30		
	干ししいたけ　3	1枚	
	わけぎ　10		・生うどんを使う場合は100g程度、そばでもよい。
	しょうが	少々	
	油　5	小さじ1強	
	みりん　10	大さじ1/2	
	しょうゆ　13	大さじ2/3	(しょうゆ13gの塩分は2.0g)
	だし汁　100 ml	1/2カップ	
	七味とうがらし	少々	
京いもの煮もの	京いも　100		・京いも100gはごはん55gまたは干しうどん20gと同じエネルギー（80 kcal）です。
	砂糖　5	大さじ1/2	
	だし汁　30 ml	適量	
	ゆず	少々	

とりみそうどんの献立

献立名	材料名　分量g	めやす量	献立調理アドバイス
とりみそうどん	干しうどん　80		・しっかり味のついたとりみそが食欲をそそります。そばや中華めんでもよい。
	とりひき肉　60		
	ねぎ　5		
	しょうが	少々	・生うどんの場合は100g
	油　5	小さじ1強	(干めん80gを茹でると塩分は0.7g、そばにすると塩分は0)
	砂糖　4	大さじ1/2	
	みそ　12	大さじ2/3	(みそ12gの塩分は1.5g)
	しょうゆ　3	小さじ1/2	(しょうゆ3gの塩分は0.5g)
	だし汁　30 ml	適量	
	きゅうり　30	1/3本	
	にんじん　10		・野菜は好みのものを。
	セロリー　10		
焼きいも	さつまいも　70	小1/2本	・さつまいも100gはごはん軽く1/2杯と同じエネルギー、おやつにしてもよい。
冷やしトマト	サラダ菜　10	2枚	
	トマト　100	大1/2個	

作り方

京いもの煮もの
① 京いもは洗って皮をむき、1人1個に切り、水につけてあくをぬきます。
② なべに京いもを入れ、水を加えて五分通り火が通るまで煮て、煮汁をすてます。
③ なべにだし汁と砂糖を加えて、弱火でゆっくり軟らかく煮ます。
④ 器に盛り、ゆずの千切りをそえます。

冷やしきつねそばの献立

献立名	材料名	分量 g	めやす量	献立調理アドバイス
冷やしきつねそば	干しそば	100		・油揚げと野菜をたっぷりそえた夏向きの冷たいそば。うどんでもよい。 ・干しそばは茹でると 2.5 倍になる。塩分は含まれません。 ・油揚げは湯通しして、5 mm 幅ぐらいに切り、だし汁、砂糖、しょうゆで煮含め、冷ます。きゅうりは荒い千切り、トマトはくし型に、生わかめは水に戻して、食べやすい大きさに切る。ねぎは小口切り、白ごまはいって、切りごまにする。みりん、しょうゆ、だし汁を合わせて煮立たせ、冷ましてそばちょこに入れる。ゆでたそばを盛り、油揚げ、野菜、生わかめをきれいに盛り合わせる。ねぎ、切りごま、七味とうがらしをそえる。 ＊つけ汁が少なめなので、食べる時、全体にかけるとよい。 （この献立のしょうゆ 16 g の塩分は 2.4 g）
	油揚げ	20	2/3 枚	
	砂糖	2	小さじ 2/3	
	酒	3	小さじ 3/5	
	しょうゆ	4	小さじ 2/3	
	だし汁	10 ml	少々	
	きゅうり	50	1/2 本	
	トマト	30	1/6 個	
	生わかめ	10		
	ねぎ	10		
	白ごま	3	小さじ 1	
	みりん	10	大さじ 1/2	
	しょうゆ	12	大さじ 2/3	
	だし汁	50 ml	1/4 カップ	
	七味とうがらし		少々	
バナナの ヨーグルトあえ	プレーンヨーグルト	100	1/2 カップ	
	バナナ	50	1/2 本	

作り方

けんちんうどん

① 干しうどんはたっぷりの湯で茹で、水にとってざるにあげます。
② とり肉は細切りにします。
③ 豆腐はまな板にあげて水を切り、角切りにします。
④ にんじんは 3 mm 厚さのいちょう切り、しめじたけ、えのきたけは根をとってほぐします。干ししいたけは水に戻して、千切りにします。しょうがは千切り、わけぎは 3 cm 長さに切ります。
⑤ だし汁、みりん、しょうゆを煮たてます。
⑥ なべに油を熱し、しょうがを炒め、とり肉を加えて炒め、にんじん、きのこ類、豆腐の順に加えます。
⑦ ⑥に⑤の煮汁を加えて煮、沸騰したら茹でたうどん、わけぎを加えて煮ます。
＊煮汁が少ないので、できたてを召し上がってください。

とりみそうどん

① 干しうどんはたっぷりの湯で茹で、水にとってよく洗い、ざるにあげます。
② とりひき肉は脂肪の少ないものを用います。
③ しょうが、ねぎはみじん切りにします。
④ 砂糖、みそ、しょうゆ、だし汁を合わせておきます。
⑤ なべに油を熱し、しょうが、ねぎを炒め、とりひき肉を加えてかき混ぜながら炒めます。
⑥ ⑤に火が通ったら、④の調味料を流し入れ、よく混ぜながら、ほどよい硬さに煮詰め、とりみそをつくります。
⑦ きゅうり、にんじんは千切り、セロリーはうすいたんざくに切ります。にんじんが硬い場合はさっと茹でます。
⑧ 器にうどんを盛り、野菜を全体に盛って、中心にとりみそをそえます。

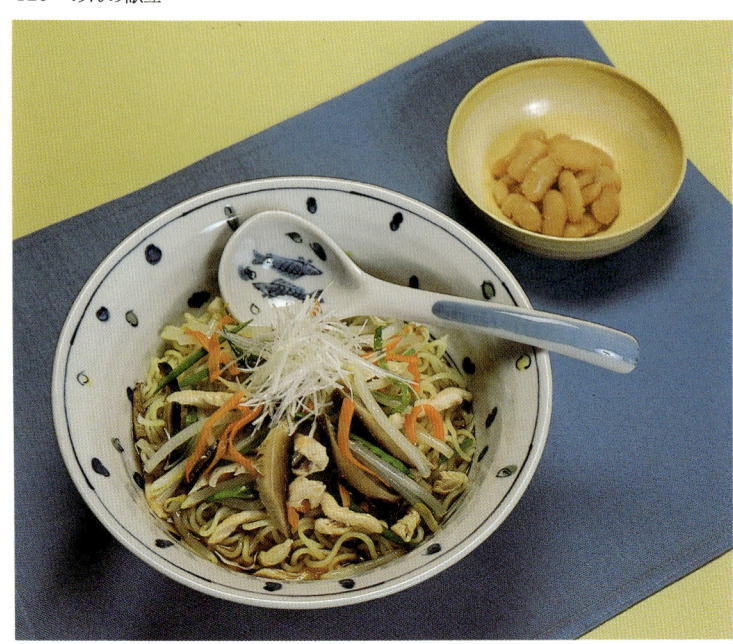

もやしそば
白いんげん甘煮

エネルギー 592 kcal
たんぱく質 　29.0 g
脂質 　　　　8.5 g
糖質 　　　 95.3 g
塩分 　　　　2.6 g

和風スパゲティ
ゆでにんじんの
　　　　サラダ
くだもの

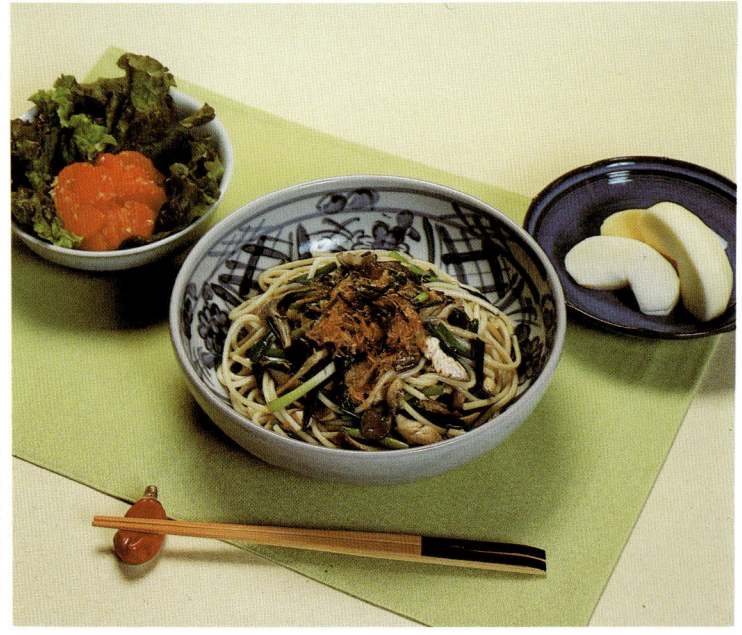

エネルギー 586 kcal
たんぱく質 　29.1 g
脂質 　　　 16.8 g
糖質 　　　 80.2 g
塩分 　　　　2.3 g

炒めビーフン
大豆のおろしあえ

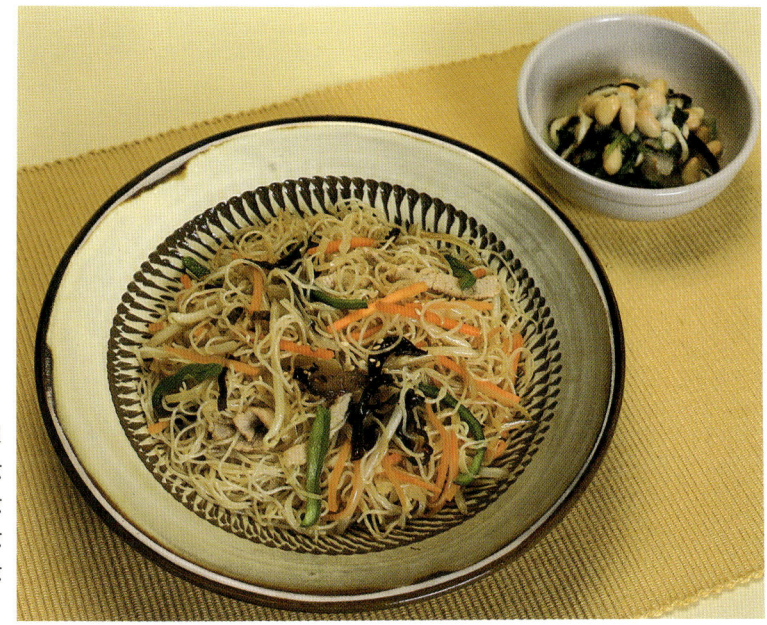

エネルギー 583 kcal
たんぱく質　22.0 g
脂質　　　　18.7 g
糖質　　　　77.0 g
塩分　　　　 2.5 g

調味料類

砂糖類：エネルギー源になりますが，とりすぎは血糖値を上げたり，血液中の中性脂肪を増やしたりします。コーヒーや紅茶に入れたり，いちごやグレープフルーツにかけたりするのはさけましょう。

　　はちみつも黒砂糖もみりんも砂糖と同じです。調理やパンにぬるジャム類を合わせて，1日に10～20 g（大さじ1～2杯）程度にしましょう。糖尿病の人は6 gぐらい（小さじ2杯）です。

酢：減塩食ではうす味を補うために、酢をよく使います。酢はさわやかさが特徴で、酢のものやあえものに用います。食欲増進、殺菌作用などもあります。

香辛料：からし、わさび、さんしょう、こしょう、カレー、にんにくなどの香辛料は減塩食でもよく用います。うす味を補い食べやすくなります。

酒：酒はエネルギーがありますが、料理に少量使う程度は問題ありません。

塩分については12ページをごらんください。

もやしそばの献立

献立名	材料名　分量 g	めやす量	献立調理アドバイス
もやしそば	中華めん　120	1玉	・スープにかつお節を使った和風の中華そば。具沢山でバランスのよい1品です。スープの量が少ないので出来たてを食べましょう。
	とりむね肉皮なし　50		
	もやし　50	1カップ	
	にんじん　20	1/10本	
	干ししいたけ　3	1枚	
	さやえんどう　5		・中華めんは茹でると1.8倍になる。
	ねぎ　10		
	油　5	小さじ1強	(中華めん120gを茹でた場合の塩分は0.2g)
	みりん　10	大さじ1/2	
	しょうゆ　15	大さじ1弱	(しょうゆ15gの塩分は2.3g)
	だし汁　150 ml	3/4カップ	
	こしょう	少々	
白いんげん甘煮	白いんげん　20	1/7カップ	・糖尿病の方は砂糖を人工甘味料に。
	砂糖　7	大さじ1/2	・豆20gはごはん軽く1/2杯(55g)または中華めん30gと同じエネルギー。

和風スパゲティの献立

献立名	材料名　分量 g	めやす量	献立調理アドバイス
和風スパゲティ	スパゲティ　80		・和風味のさっぱりしたスパゲティです。うどんにかえて焼きうどんにしてもよい。
	とりむね肉皮なし　60		
	しめじたけ　30		
	生しいたけ　20	2枚	・スパゲティ80gはごはん軽く2杯と同じエネルギーです。
	万能ねぎ　30		
	油　10	大さじ3/4	
	塩　0.5	小さじ1/10	
	しょうゆ　9	大さじ1/2	
	こしょう	少々	
	花がつお	少々	
	焼きのり	少々	
ゆでにんじんのサラダ	サニーレタス　20		・糖尿病の方はサラダ油を使わず酢じょうゆで。
	にんじん　50	1/4本	
	たまねぎ　10		・にんじんの他、カリフラワー、ブロッコリー、グリーンアスパラなど。
	サラダ油　3	小さじ3/4	
	酢　5	小さじ1	
	しょうゆ　3	小さじ1/2	(この献立のしょうゆ12gの塩分は1.8g)
	こしょう	少々	
くだもの	りんご　100	中1/2個	・くだものは季節の好みのものを

作り方

茹でにんじんのサラダ
① にんじんは半月かいちょう切りにして茹でます。
② たまねぎはみじん切りにして水にさらします。
③ サラダ油、酢、しょうゆ、こしょうをあわせ、①、②をあえます。

炒めビーフンの献立

献立名	材料名	分量g	めやす量	献立調理アドバイス
炒めビーフン	ビーフン	80		・千切り野菜をたっぷり加えたビーフン。蒸し中華めんやうどんでも同じように作れます。 ・ビーフン80gはごはん軽く2杯と同じエネルギーです。
	豚もも肉	40		
	たまねぎ	20	1/10個	
	にんじん	20	1/10本	
	もやし	30	1/2カップ	
	ピーマン	10	1/3個	
	ねぎ	10		
	きくらげ	0.5	少々	
	油	8	大さじ2/3	
	ごま油	2	小さじ1/2	
	酒	7	大さじ1/2	
	塩	0.5	小さじ1/10	
	しょうゆ	9	大さじ1/2	(しょうゆ9gの塩分は1.4g)
	こしょう		少々	
	白ごま	3	小さじ1	
大豆のおろしあえ	茹で大豆	30		・青大豆、えだまめなどでもよい。
	だいこん	50		
	みつば	10		
	生しいたけ	10	1枚	
	砂糖	2	小さじ2/3	
	酢	7	大さじ1/2	
	塩	0.5	小さじ1/10	

作り方

　もやしそば
① 中華そばは供する寸前にたっぷりの湯で茹でます。
② とり肉は細切りにします。
③ もやしは根をとります。にんじんは千切り、干ししいたけは水に戻して千切りにします。
④ さやえんどうは茹でて千切り、ねぎは千切りにします。
⑤ だし汁はあたためておきます。
⑥ なべに油を熱してとり肉を炒め、もやし、にんじん、干ししいたけを加えて炒めます。
⑦ ⑥に⑤のだし汁を加えて煮立たせ、みりん、しょうゆで調味しさやえんどうを加えます。
⑧ 茹であがったそばを器に盛り、⑦の具を盛り合わせ、ねぎを天盛りします。
　和風スパゲティ
① スパゲティはたっぷりの湯を沸かして茹でます。
② とり肉は細く切ります。
③ しめじたけは根を切って小さくほぐします。生しいたけは石づきをとり、5mmぐらいの千切りにします。万能ねぎは3〜4cmの長さに切ります。
④ フライパンに油を熱し、とり肉を炒め、③を加えて、塩、こしょうで調味します。
⑤ ④にスパゲティを加えて炒め、しょうゆをまわりから流し入れます。
⑥ 器にこんもり盛って、花がつお、切りのりをそえます。
　炒めビーフン
① ビーフンはたっぷりの水か湯でもどします（水で1時間、湯で7〜8分がめやす）。
② 千切りした肉と野菜を油、ごま油で炒め塩・こしょうで調味します。
③ ビーフンを加えて酒、しょうゆ、切りごまを加えます。
＊ビーフンのもどし方がポイント。

VII. ふとりすぎの人の食事

　現在、BMI 25 以上の過体重と肥満は成人の約 20～24％、4～5 人に 1 人といわれています。BMI は肥満度を判定する指数のことで 1 ページにも示してありますが、体重÷（身長×身長）(m) で計算します。肥満の判定は次の通りです。

BMI（体格指数）	判定基準
18.5 以下	やせ
18.5～25	正常
25　～30	肥満（1 度）
30　～35	肥満（2 度）
35　～40	肥満（3 度）
40　以上	肥満（4 度）

　肥満は食べすぎ、飲みすぎに悪い食習慣、運動不足などが加わっておこる場合がほとんどです。自分の生活を見直し、できることからはじめましょう。

①減量は 1 ヵ月に 1～2 kg のペースで

　減量目標を設定し、1 ヵ月に 1～2 kg のペースで行えば、無理なことではありません。体脂肪 1 kg には 7,000 kcal のエネルギーがあります。たとえばごはんなら 40 杯分です。したがって今食べているごはんを毎日 1 杯半～3 杯分ぐらい減らすことになります。計算通りにはいきませんが、少しでも体重が減ったら、まずその体重を維持すること、安心するとすぐ元に戻ってしまいます。

　毎日体重を測り、食べたものと一緒に記録しましょう。少しずつでも効果が現れてくると楽しくなってきます。もちろん軽い運動が大切です。(139 ページ参照)

　必要なエネルギーは標準体重 1 kg 当たり 25～30 kcal ぐらいがめやすです。

②栄養不足にならないように

　早くやせたいために、主食をとらない、野菜ばかりにするなど、極端に食事を減らすのはよくありません。身体に必要な栄養素が足りなくなって、思いもよらない病気になってあわてることになります。とくにたんぱく質食品や野菜は減らさないでください。また主食は1食にごはんなら軽く1杯、パンなら1枚ぐらいは必要です。減らさなければならないのは主に脂肪と糖分、とくに間食とアルコールの飲みすぎが問題です。

　食事のバランスが悪いと体重が減ってもコレステロールや中性脂肪、血糖値などのデータは改善されません。6ページからの食品の組み合わせ例を参考にしてください。

③三食規則正しく

　食事は三回に分けてきちんととることが大切です。よく朝食を抜いたり、二食にしたりする人がいますが、食事間隔があくと身体の方がエネルギー消費を抑え、かえって太るようになります。また間食が増えたり、夕食のまとめ食いになったりして、太る原因を作ってしまいます。夜食ももちろん太ります。時間は多少ずれても、三食きちんと食べてください。

④ゆっくりよくかんで食べる

　食べ方も大切です。よくかまない早食いの人はどうしても食べ過ぎます。ゆっくりよくかんで食べる習慣をつけましょう。

⑤調理の工夫をしましょう

＊味付けはうす味にする

　おかずの味付けが濃いとごはんがおいしくなり、ついたくさん食べてしまいます。生活習慣病予防のためにもうす味にします。

＊低エネルギー食品や野菜料理で空腹感を抑える

減量中つらいのは空腹感です。目が回る、力が出ないという人は糖質の少ない野菜や低エネルギーの食品を多めに利用します。

〔糖質の少ない野菜〕

　アスパラガス・青菜類・かぶ・きゃべつ・きゅうり・セロリー・だいこん・

たけのこ・トマト・なす・はくさい・もやし・レタスなど
〔低エネルギー食品〕
　海草類（のり・わかめ・昆布・ひじき・もずく・ところてんなど）
　きのこ類（しいたけ・しめじたけ・なめこ・まいたけなど）
　こんにゃく・しらたきなど
　これらの食品を料理に加えてかさを増やしたり、浸し、あえもの、酢のもの、煮もの、サラダ、スープ煮などを1品増やしたりするとよいでしょう。

　肥満は体脂肪の多いことが問題にされています。体脂肪は皮下脂肪の多いタイプと内臓脂肪の多いタイプがあり、内臓脂肪の多いタイプに生活習慣病が、多く発生することが知られています。

　減量により体脂肪の減った例を紹介しましょう。高血圧症の56歳の男性で、身長168cmの会社員です。体重83kg（BMI 29.4）の時と6ヵ月後68kg（BMI 24）に減量した時のCTスキャンの写真を見比べてください。おなかのまわりが小さくなり、内臓脂肪や皮下脂肪が見事に減ったことがよくわかります。食事は1,600〜1,800kcal、野菜を多くとり、毎日15,000〜30,000歩歩きました。1ヵ月に2.5kg減量で、少し早いペースでしたが、3年経った現在も食事とウォーキングで67kg前後を維持しています。

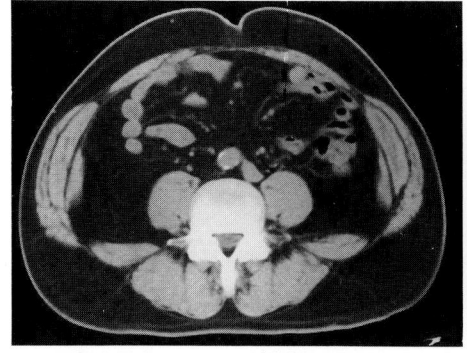

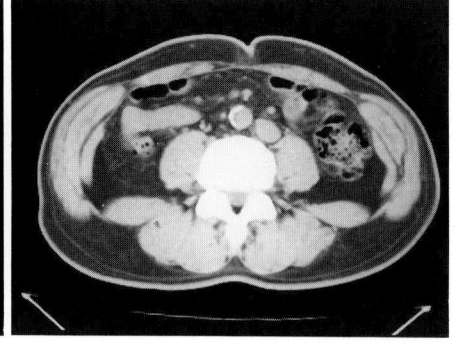

※黒く見えるところが脂肪です。

Ⅷ. 糖尿病の人の食事

　糖尿病は血糖値が高い状態で、インスリンというホルモンの分泌が低下したり、作用が不十分になったりするために起こります。糖尿病の素質を持った人に食べすぎ、飲みすぎ、運動不足、肥満、不規則な生活、ストレスなどが加わって発症します。糖尿病の人は増えていますが、当院でも入院患者さんの15％以上が糖尿病を合併しています。糖尿病も肥満も動脈硬化を進めます。はじめは症状がありませんが、長くコントロールの悪い状態が続くと、心筋梗塞や脳血管障害、糖尿病性腎症、糖尿病性網膜症などの重篤な合併症を引き起こします。

　治療は食事療法と運動療法です。適正なエネルギーとバランスのよい食事が基本で、大筋においては心臓病の食事と大差ありません。よく糖尿病の食事は健康長寿食といわれます。太っている人は減量するだけで、血糖値が正常化します。

　空腹時血糖値は70〜110ｍｇ/dl、ヘモグロビンA_{1c}は5.8％以下が正常値、コントロール目標は空腹時血糖値が126 mg/dl以下、ヘモグロビンA_{1c}は7％以下です。

　糖尿病の食事は一生続けなければなりませんから、人任せにせず、自分で正しい食事療法を覚え、習慣にすることが大切です。

　ここでは食事方針について述べますが、くわしくは日本糖尿病学会の「糖尿病治療のための食品交換表」をご覧ください。食品を表1は穀類、いも類、豆類、表2はくだもの、表3は魚、肉、豆腐、卵、表4は牛乳、表5は油、表6は野菜類に分類。1単位を80 kcalとして食品の分量が示してあります。食べたい食品があれば同じ表の中で交換できるようになっています。

①エネルギーは過不足なく

　糖尿病の食事で一番大切なことは、必要なエネルギーを過不足なくとることです。1日のエネルギーは患者さんの性別、年齢、体格、運動量、合併症

の有無などを考慮して、医師から指示されます。おおよそのエネルギーの決め方は標準体重を基準にして算出します。

標準体重1kg当たり25〜30 kcalに指示されることが多いようです。まず決められたエネルギーを守り、標準体重を維持することが必要です。太っていれば減量することはいうまでもありません。

②たんぱく質、脂質、糖質はバランスよく

総エネルギー量が決められたら、たんぱく質、脂質、糖質をどのように配分してとるかということになりますが、特殊な場合を除き、必要量は心臓病食とだいたい同じです。6ページの1,800 kcal・1,600 kcal・1,400 kcalの食品の組み合わせ例を参考にしてください。

＊たんぱく質を十分に

たんぱく質は体たんぱくを保持するために、毎日補給しなければなりません。

基本は魚1単位（1切れ）、脂肪の少ない肉1単位（60g）、卵1単位（1個）、豆腐類1単位（豆腐1/3丁）と牛乳1.4単位（1カップ）です。

糖尿病性腎症が増えています。この場合はたんぱく質を制限しなければなりませんので、医師の指示に従ってください。

＊脂質は植物性に

脂質をとりすぎたり、質を考えないでとると、太ったり、動脈硬化を進めます。糖尿病の人は動脈硬化が進みやすいので、飽和脂肪酸やコレステロールの多い食品はとらないようにします。脂肪の多い肉類、内臓類、魚卵類、バター、ラードなどの動物性食品です。

調理には植物油を使います。1,400 kcalでは10g（大さじ3/4杯）、1,800 kcalでは20g（大さじ1杯半）がめやすです。

＊糖質は控えめに

糖質はエネルギー源として必要ですから、少なくても1回にごはんなら軽く1杯、パンなら6枚切り1枚程度は食べるようにします。

砂糖は吸収が早く、一時的に血糖値を高めることや、動脈硬化との関係か

ら注意します。調味料として1日6g以下（小さじ2杯）にします。はちみつや黒砂糖も主な成分はぶどう糖と果糖ですから、結果的には砂糖とかわりませんから注意しましょう。

　糖尿病の患者さんは甘いものを好む人が多く、なかにはコーヒーに砂糖を大さじ3杯も入れている人があります。どうしても甘味のほしい人は人工甘味料を使ってください。ただし、人工甘味料はエネルギーのあるものや下痢や膨満感をきたすものがありますから、ほどほどに。

③ビタミン・ミネラル・食物せんいは十分に

　ビタミン・ミネラル・食物せんいは身体の働きを調節する欠くことのできない大切な栄養素ですから、新鮮な野菜類を十分に補うようにしてください。緑黄色野菜とその他の野菜、きのこ、こんにゃくなどの料理を毎食2～3品はとりたいものです。食物せんいは食後の血糖の急な上昇も防ぎます。

④規則正しい食生活

　食事時間、三食の配分などできるだけ平均化して、まとめ食いをさけます。とくに経口血糖降下剤を服用したり、インスリン療法をおこなったりしている場合は三食きちんと規則的にとりましょう。

IX. 高血圧症の人の食事

　高血圧症は塩分のとりすぎ、ストレス、肥満、動脈硬化などが原因になって起こります。40歳以上の働き盛りの人の4人に1人が高血圧症といわれ、冠動脈硬化の3大危険因子のひとつです。塩分をとりすぎ、血液中のナトリウムが過剰になると濃度を正常に保とうと水分を溜めるようになります。心臓は増えた血液量を押し出すため、圧力を強くして血圧を上げます。また動脈硬化によって血管壁が厚くなると、血管の抵抗が強まり、血圧が高くなります。ほっておくと心不全や心筋梗塞などの心臓病、脳卒中などをおこすようになります。

　至適血圧は120/80 mmHg、正常血圧は130/85 mmHgで、140/90 mmHg以上が高血圧と診断されます。

　高血圧症の食事は心臓病と基本は同じで、①標準体重を維持する。太っている人は減量すれば血圧が下がります。②食塩を制限する（7g以下）、③毎食バランスのよい食事をとる、④カリウム・食物せんいを十分にとる、⑤コレステロール・飽和脂肪酸を減らす、⑥アルコール・菓子類をひかえるなどです。食品のとり方については6ページからの食品の組み合わせ例を参考にしてください。

　塩分の使い方については12ページ、飽和脂肪酸・コレステロールの多い食品については133ページの高脂血症の人の食事をごらんください。

　カリウムはいも類、豆類、魚類、肉類、大豆、牛乳類、野菜類、くだものなどに広く含まれているので、バランスよく食べていれば、不足することはありません。しかしある種の利尿剤などを服用している場合、ナトリウムと一緒にカリウムも排泄されて血液中の電解質のバランスが崩れてしまうことがあります。カリウムが減少した場合は果物や生野菜を多めにとったり、調理を工夫したりして摂取量を増やします。ゆでるとカリウムは減ってしまいますので、生で食べたり、煮ものなどは汁が残らないように煮たりするとよ

いのです。表に加工食品に含まれる食塩量の多い食品を示します。加工食品を食べてはいけないのではありませんが、食塩制限7gでは、調味に使う塩分でもたりないぐらいですから、十分に注意して利用してください。

〔加工食品に含まれる食塩表〕

食品名	食塩量(g/100g)	1回使用量(めやす量)(g)	食塩量(g/100g)
食パン	1.3	60（6枚切1枚）	0.8
フランスパン	1.6	30（2切）	0.5
うどん－ゆで－	0.1	300（1玉）	0.3
乾めん－ゆで－	0.3	240（乾めん80g分）	0.7
インスタントラーメン －油揚げ乾燥味付めん－	6.4	100（1個）	6.4
しらす干し	11.9	10（大さじ1）	1.2
すじこ	9.7	20	1.9
あみ佃煮	9.1	10（大さじ1）	0.9
塩ざけ	8.1	50（小1切）	4.1
たらこ	6.6	50（中1腹）	3.3
さけ－温くん－	6.1	20（1枚）	1.2
いわし丸干し	5.3	15（小1尾）	0.8
めざし	3.3	10（小1尾）	0.3
あじ干物	3.0	50（中1枚）	1.5
かまぼこ	2.5	20（1切）	0.5
焼きちくわ	2.5	50（1/2本）	1.3
さつま揚げ	2.5	60（1枚）	1.5
はんぺん	2.0	100（1枚）	2.0
いわし生干し	1.9	25（1尾）	0.5
さけ水煮缶詰	1.0	60（1/3かん）	0.6
ロースハム	2.8	20（1枚）	0.6
ベーコン	2.2	20（1枚）	0.4
ウインナーソーセージ	2.3	20（1本）	0.5
プロセスチーズ	2.8	25（扇型1個）	0.7
マーガリン	2.0	13（大さじ1）	0.3
バター	1.9	13（大さじ1）	0.2
マヨネーズ（全卵型）	1.8	14（大さじ1）	0.3
梅干し	20.6	10（1個正味6）	1.2
だいこんみそ漬け	11.9	10（1切）	1.2
福神漬け	7.6	10	0.8
たくあん漬け	7.1	10（1切）	0.7

しろうりなら漬け	5.1	10（1切）	0.5
らっきょう甘酢漬け	2.4	20（2個）	0.5
はくさい塩漬け	1.7	30（中1/2枚）	0.5
こぶ佃煮	12.4	15（大さじ1）	1.9
のり佃煮	10.2	25（大さじ1）	2.6
とろろこんぶ	4.6	4（大さじ1）	0.2

X．高脂血症の人の食事

　高脂血症は血液中のコレステロールや中性脂肪などの脂質が多い状態をいいます。コレステロールや中性脂肪は増えすぎると血管壁に溜まり、症状がないからと放置すると、動脈硬化が進みます。とくに心臓の冠動脈に動脈硬化におこると狭心症や心筋梗塞などの虚血性心疾患を引き起こします。当院の総コレステロールの正常値は 120〜220 mg/dl、HDL コレステロール男性は 35〜70 mg/dl、女性は 40〜85 mg/dl、LDL コレステロールは 140 mg/dl 以下、中性脂肪の正常値は 35〜160 mg/dl です。

　動脈硬化の危険因子は高脂血症だけでなく肥満、糖尿病、高血圧症、喫煙、ストレスなどがあり、お互いに何らかの関連性を持って、動脈硬化を進めようとしています。これらは食事と関係の深いものが多いので、コレステロールや中性脂肪だけでなく、食事全体に気を配る必要があります。遺伝的な素質のある人は早いうちから予防しなければなりません。太っている人はまず減量、糖尿病の人は血糖のコントロールから、高血圧の方は塩分を減らすことからはじめましょう。基本は心臓病食と同じですから、6 ページからの食品の組み合わせ例や食品の使い方を参考にしてください。

①標準体重を目標に

　食べすぎや飲みすぎが原因の高脂血症の場合は食事療法だけで改善されます。

　太っている人は標準体重を目標に減量します。エネルギーは標準体重 1 kg 当たり 25〜30 kcal がめやすです。

②良質のたんぱく質をとる

　たんぱく質の多い食品には脂肪も多く含まれています。

　肉類は脂肪の少ないもの（牛や豚のもも肉、皮なしのとり肉など）を選びます。肉は 1 日に 60 g ぐらいは必要です。

　コレステロールの多い人は卵を 1 日 1/2 個ぐらいに、1 週間に 3〜4 個ぐ

らいなら心配ありません。

　魚は不飽和脂肪酸が多いので、たいでもまぐろでもいわしでもさばでも、いろいろな種類のものを1日に1切れとるようにしましょう。

　もちろん大豆製品は毎日欠かさずとってください。

　牛乳はカルシウムの供給源ですから、1日1カップ（200 ml）は飲みましょう。

③**動物性脂肪を減らし、植物油を適量とる**

　動物性脂肪に含まれる飽和脂肪酸はLDLコレステロールを増やしますから、できるだけとらないようにします。

〔飽和脂肪酸の多い食品〕

　バター・マーガリン・チーズ・生クリーム・卵黄・卵・うずら卵・牛乳・とり肉の皮・牛肉、豚肉の脂身・しもふり肉・小間切れ肉・ひき肉・コーンビーフ・ベーコン・ロースハム・ウインナソーセージ・コンソメ・ポタージュ・チョコレート・アイスクリーム・ケーキ類・インスタントラーメンなど。

　調理には植物油を使います。オリーブ油・ごま油・とうもろこし油・なたね油・調合油など1日10～20 g（大さじ3/4～1杯半）程度です。油は高エネルギーですから、とりすぎには気をつけましょう。

④**コレステロールの多い食品を控える**

　コレステロールは大部分が体内で作られますが、血液中のコレステロールの多い人は食品に含まれるコレステロールを減らさなければなりません。食品からとるコレステロールを1日300 mg以下にするとよいといわれています。28ページからの1日献立のコレステロール量は平均280 mg（133～361 mg）ですから参考にしてください。卵1個のコレステロールは250 mgぐらいありますので、たくさんとってはいけないことがおわかりでしょう。卵は1日1/2～1個にします。

〔コレステロールの多い食品〕

　卵・卵黄・うずら卵・牛、豚、とり肉の内蔵類（とくにレバー）・魚卵類（いくら、数の子、たらこ、しらこ、すじこ、うになど）・あんきも・うなぎ蒲

焼・ししゃも・わかさぎなど

⑤食物せんいを十分にとる

　食物せんいは便通をよくする他、腸からの栄養吸収を抑制したり、遅らせたりすることによって、コレステロールを排泄させたり、食後の血糖の上昇を抑えます。野菜、海草・きのこ・こんにゃくなどはエネルギーが少ないのでたくさんとってください。

〔食物せんいの多い食品〕

　オートミール・玄米・そば・全粒粉パン・ライ麦パン・押麦・さつまいも・さといも・とうもろこし・いんげん豆・大豆・納豆・おから・えだまめ・キウイフルーツ・バナナ・りんご・ごぼう、青菜類、ブロッコリー・ぜんまい・たけのこなどの野菜・しいたけ・えのきたけ・ひじき・わかめ、こんにゃくなど

⑥抗酸化食品を増やす

　血管壁に酸化されたLDLコレステロールが溜まるのを防ぐために、酸化を防ぐ食品をとることが大切です。抗酸化物質には多くのものがあり、βカロチン・ビタミンC・ビタミンEなどがよく知られています。

　新鮮な食品ならほとんどの食品に何らかの抗酸化物質が含まれています。したがって、いろいろな食品を組み合わせて、バランスよく食べることがより重要になります。とくに野菜には抗酸化物質が多く含まれています。

　また、栄養補助食品などはバランスのよい食事をとっていれば、まず必要ないでしょう。

〔βカロチンの多い食品〕

　緑黄色野菜（とくにほうれんそう）・茶など

〔ビタミンCの多い食品〕

　緑黄色野菜・その他の野菜・くだものなど

〔ビタミンEの多い食品〕

　植物油・緑黄色野菜・かぼちゃ・アボガド・魚類・種実類・豆類・茶など

⑦アルコールはほどほどに

アルコールは種類にかかわらず、エネルギーのとりすぎになって太ったり、中性脂肪を増やします。中性脂肪の多い人は禁酒しなければ、データは改善されません。

アルコールは多くてもビールなら中びん1本、酒なら1合程度に。

⑧砂糖・果糖を控える

中性脂肪の多い人は菓子類など砂糖を多く含む食品をできるだけ減らします。

また、くだものは果糖が多く、とりすぎは中性脂肪を増やしますからほどほどに。

XI．高尿酸血症の人の食事

　高尿酸血症はプリン体の分解によりできた尿酸が、血液中に増えた状態をいいます。プリン体は細胞中の核酸やエネルギー源になる ATP の重要な構成成分です。尿酸の正常値は男性 3〜7.9 mg/dl、女性は 2〜6 mg/dl です。

　高尿酸血症はほっておくと血液中に溶けきれなくなった尿酸が針状の結晶を作り、徐々に身体の組織（関節内、皮下組織、腎臓など）に溜まるようになります。そして、ある日突然、足の親指の付け根などの関節が腫れ、激痛が起こります。これが痛風です。仕事に熱中する人、ストレスの多い人、アルコールを多飲する人、大食、偏食（とくに肉類）の 40〜50 歳代の男性に多いのが特徴です。腎臓障害、高血圧症、高脂血症、糖尿病などを合併することが多いので、食事に気をつけなければなりません。

①太らないようにする

　高尿酸血症の人は肥満、糖尿病、高脂血症などを合併している場合が多いので、エネルギーのとりすぎに注意します。

　体重は標準体重がめやすです。

　太っている人は男性なら 1,600〜1,800 kcal、女性は 1,400〜1,600 kcal ぐらいにすると無理なく減量できるでしょう。

②たんぱく質のとりすぎをさける

　たんぱく質はプリン体の合成を高める原因になるので、とりすぎに注意します。肉類に偏らないようにすることも大切です。6 ページからの心臓病食の食品の組み合わせ例を参考に、これ以上はとらないようにします。

③プリン体の多い食品をさける

　プリン体は肉類、魚貝類、大豆などのたんぱく質の多い食品に含まれています。以前ほどきびしいプリン体の制限は必要なくなっていますが、含有量の多い食品を毎日食べたりしないようにしてください。

〔プリン体の多い食品〕

内臓類（レバー・腎臓など）、干物（さんま・いわし・あじなど）、いわし、大正えび、車えび、大豆、魚や肉のスープなど。

④野菜を十分にとる

尿酸は尿が酸性になると溶けにくくなります。肉類・魚類・脂肪・穀類・砂糖などに偏ると尿は酸性なります。バランスを考えて、野菜・くだもの・牛乳などのアルカリ性の食品もきちんととり、尿を弱アルカリ性に保つとよいのです。野菜を多めにとるとよいでしょう。

また、調理には植物油を使いますが、酸性の食品ですから、尿酸の排泄を妨げますので、やや控えめにします。

⑤水分を十分にとる

尿酸は水に溶けて腎臓から排泄されるので、水分を十分にとって、尿量を増やします。水・麦茶・日本茶・ウーロン茶・砂糖抜きのコーヒーや紅茶など、好みのものを飲みましょう。ジュースや炭酸飲料など砂糖入りの飲みものは中性脂肪や血糖を増やし、エネルギーが多くなりますから、飲んではいけません。

⑥アルコールは飲まない

アルコールはとりすぎると尿酸の排泄を悪くして、血液中の尿酸を増やします。またエネルギーが多く、太ったり、栄養のバランスをくずしたりする原因になることはいうまでもありません。とくにビールは多量のプリン体を含んでいますから、注意してください。

飲む場合はたしなむ程度、ビールなら中びん1本、日本酒は1合、ワインはグラス2杯ぐらいにしておきましょう。

XII．運動療法

　生活習慣病の予防、防止には食事と共に運動を欠かすことはできません。
　毎日の運動による効果が大きいことはいうまでもなく、自分の体調に合わせて、身体を動かす習慣をつけることが大切です。

1．運動の効果
＊エネルギーの消費を高めて、体脂肪を減らす。
＊基礎代謝を増加させる。
＊インスリンの作用を向上させる。
＊血液中のHDLコレステロールを増やすなどして、動脈硬化を予防、改善する。
＊心臓や肺の機能を増強する。
＊筋肉を増強して、筋肉減弱症や骨粗鬆症を防ぐなど。

2．運動方法
　ウォーキング・軽いジョギング・ダンス・水中ウォーキング、水泳、ラジオ・テレビ体操、自転車エルゴメーターなどの有酸素運動が無理なく、長く続けられる運動としてすすめられています。さらに、軽いダンベル体操などを加えると筋肉増強のために効果があります。
　簡単なめやすとしては毎日、10,000歩以上、1時間ぐらい早足で歩くとよいでしょう。脈拍数は40〜50歳代で120/分、60〜70歳代で110/分ぐらいの強さがめやすにされています。通勤や買い物の際、駅まで歩く、会社の一駅手前で降りて歩く、エレベーターやエスカレーターに乗らないで階段を上るなど生活の中で、歩くことをとり入れると実行しやすいようです。
　なお、今まであまり運動していなかったのに急にはじめると、ひざをいためたりする場合がありますので、徐々に増やしていくようにしてください。

3．160 kcal 消費するのにかかる運動時間

　年齢や性別や体格によってことなりますので、だいたいのめやすです。

非常に軽い運動：家事や事務・散歩・買い物など1時間、

軽い運動：歩行・ラジオ体操・自転車など40分、

中等度の運動：軽いジョギング・階段を上る場合など20分、

強い運動：マラソン・なわとびなど10分

　これらはごはん1杯、またはまんじゅう1個、またはビール中びん1本に相当するエネルギーです。

　もちろん心臓病や高血圧症、糖尿病などで通院中の人は医師の指示に従ってください。

	3刷発行　2011年11月25日
ⓒ2000	2刷発行　2006年5月25日
	第1版発行　2000年5月25日

最新 心臓病
防ぐ食事・治す食事

定価はカバーに表示してあります。

検印廃止	心臓血管研究所附属病院　栄養部 著 　　発行者　　　服　部　治　夫 　　発行所　　株式会社 新興医学出版社 　　　　〒113-0033 東京都文京区本郷6-26-8 　　　　　　　　　　電話　03（3816）2853 　　　　　　　　　　FAX　03（3816）2895

印刷　株式会社春恒社　　ISBN 978-4-88002-424-0　　振替口座　東京　00120-8-191625

- 本書の複製権・上映権・譲渡権・公衆送信権（送信可能化権を含む）は株式会社新興医学出版社が保有します。
- 本書を無断で複製する行為，（コピー，スキャン，デジタルデータ化など）は，著作権法上での限られた例外（「私的使用のための複製」など）を除き禁じられています。研究活動，診療を含み業務上使用する目的で上記の行為を行うことは大学，病院，企業などにおける内部的な利用であっても，私的使用には該当せず，違法です。また，私的使用のためであっても，代行業者等の第三者に依頼して上記の行為を行うことは違法となります。
- JCOPY ＜（社）出版社著作権管理機構　委託出版物＞
本書の無断複写は著作権法上での例外を除き禁じられています。複写される場合は，そのつど事前に（社）出版社著作権管理機構（電話 03-3513-6969，FAX 03-3513-6979，e-mail：info@jcopy.or.jp）の許諾を得てください。

腰 痛 教 室
- 原田 孝(東邦大学教授)／武者芳朗(東邦大学講師) 共著
- Ａ５判 122頁 図64 表12 定価(本体3,300円＋税)

腎 臓 病 教 室
- 椎貝達夫(総合病院 取手協同病院院長・東京医科歯科大学医学部講師) 著
- Ａ５判 110頁 図42 表15 定価(本体3,000円＋税)

漢 方 教 室
- 雨宮修二(近畿大学東洋医学研究所講師) 著
- Ａ５判 144頁 図多数 定価(本体4,200円＋税)

ストレス教室
- 山本晴義(横浜労災病院心療内科部長) 著
- Ａ５判 111頁 図14 表13 定価(本体2,000円＋税)

高 血 圧 教 室
- 築山久一郎(神奈川県立がんセンター循環器科部長) 著
- Ａ５判 109頁 図表40 定価(本体1,900円＋税)

リウマチ教室 (改訂第2版)
- 東 威(聖マリアンナ医科大学教授) 著
- Ａ５判 150頁 図31 表68 定価(本体2,800円＋税)

膠 原 病 教 室
- 橋本博史(順天堂大学教授) 著
- Ａ５判 252頁 図48 表73 写真42 定価(本体4,300円＋税)

膵 臓 病 教 室
- 中野 哲(大垣市民病院院長) 著
- Ａ５判 160頁 図66 表34 定価(本体3,500円＋税)

心 臓 病 教 室 (改訂第4版)
- 太田昭夫(心臓血管研究所附属病院院長)
- Ａ５判 182頁 定価(本体2,000円＋税)

喘 息 教 室 (新刊) 今、若者の喘息死が増えている!!
- 石原享介(神戸市立中央市民病院呼吸器内科参事) 編著
- Ａ５判 140頁 図37 表25 定価(本体3,000円＋税)

糖 尿 病 教 室 (最新刊)
- 佐藤祐造(名古屋大学教授) 著
- Ａ５判 172頁 図61 表49 定価(本体3,500円＋税)

てんかん教室 (最新刊)
- 兼子 直(弘前大学教授) 著
- Ａ５判 210頁 図32 表44 定価(本体3,800円＋税)

株式会社 新興医学出版社
〒113-0033 東京都文京区本郷2−26−8
TEL.03-3816-2853 FAX.03-3816-2895
http://www3.vc-net.ne.jp/~shinkoh
e-mail : shinkoh@vc-net.ne.jp